역류성
식도염

「逆流性食道炎 消化器科の名医が教える 最高の治し方大全
聞きたくても聞けなかった135問に専門医が本音で回答!」(文響社)
GYAKURYUSEISYOKUDOEN SYOKAKIKANOMEIIGAOSHIERU
SAIKONONAOSHIKATATAIZEN
~ KIKITAKUTEMO KIKENAKATTA 135MONNI SENMONIGA HONNEDEKAITO!~

Copyright © 2020 by Bunkyosha Printed in Japan
Original Japanese edition published by Bunkyosha Co., Ltd, Tokyo, Japan
Korean edition published by arrangement with Bunkyosha Co., Ltd.
through Japan Creative Agency Inc., Tokyo and BC Agency, Seoul.

역류성
식도염

● 소화기과 명의가 가르쳐주는 최고의 치료법 대전 ●

미와 히로토 외 지음

보누스

"가슴이 쓰리다."

"신물이 올라온다."

"음식을 삼키기가 어렵다."

누구나 한 번쯤 이런 경험이 있을 것입니다. 그런데 이런 증상이 한 번에 그치지 않고 빈번하게 나타나는 역류성 식도염 환자가 최근 급격히 늘어나고 있습니다. 이처럼 역류성 식도염 환자 수가 급증하는 배경에는 고령화, 스트레스가 많아진 사회 환경, 식생활의 서구화, 헬리코박터 파일로리균 감염자 감소 등 다양한 요인이 있습니다.

20년 전까지만 해도 역류성 식도염은 흔한 질환이 아니었습니다. 그런데 지금은 5~10명 중 1명, 더 많게는 3명 중 1명이 앓고 있다고 알려질 만큼 친숙한 병이 되었습니다. 이제는 역류성 식도염을 '새로운 국민병'이라고도 부릅니다.

역류성 식도염이 생명을 위협하는 질병은 아닙니다. 그러나 증상이 심해지면 식사를 마음껏 즐기지 못하고 목청껏 노래를 부르지 못하는 등 삶의 질(Quality of Life, QOL) 저하를 불러옵니다. 자는 동안에도 반복적으로 증상이 나타나면 그때마다 잠에서 깨어 수면 장애가 생기기도 합니다.

역류성 식도염 증상 중 한 가지는 가슴 통증입니다. 가슴 통증에 시달리다 보면 심장병이 아닐까 하는 불안감이 엄습해옵니다. 통증이 반복되면서 불안감은 증폭되고 이런 불안은 스트레스가 되어 가슴 통증을 악화시키는 악순환이 만들어집니다. 이 또한 삶의 질을 큰 폭으로 떨어뜨리는 요인이 됩니다.

이처럼 역류성 식도염은 생명에 직접적인 영향을 미치지는 않지만 인생의 즐거움을 크게 빼앗아가는 질병임은 분명합니다.

이 책은 역류성 식도염에 관해 궁금한 점을 전문의가 이해하기 쉽게 알려주는 형식으로 구성되었습니다. 이 책이 역류성 식도염에 대한 이해를 넓히고 예방과 치료로 이어지는 계기가 된다면 전문의로서 더없이 감사한 일이 아닐 수 없겠습니다.

부디 많은 분이 역류성 식도염을 개선하여 언제까지나 즐거운 인생을 보내기를 진심으로 바랍니다.

효고의과대학 소화기내과학 주임교수
미와 히로토

2장

역류성 식도염의 증상과 경과

3장

역류성 식도염의 검사·진찰·진단

6장

역류성 식도염의 수술

7장
역류성 식도염 환자의 식사

8장
역류성 식도염 환자의 일상생활과 셀프 케어

일러두기
( )는 필자의 주이며, [ ]는 옮긴이 또는 편집자의 주입니다.

1장

역류성 식도염의 원인

001

역류성 식도염은 식도 점막이
손상되어 생기는 소화기 질환

역류성 식도염은 위액에 포함된 위산이 역류해 식도 점막이 손상되어 염증(짓무름)이 발생하는 질병입니다.

식도는 소화기를 구성하는 기관 중 하나입니다. 우선 소화기에 대해 조금 자세히 살펴보겠습니다.

우리가 섭취한 음식물은 입안에서 침과 섞이고 저작 운동으로 잘게 잘려 인두와 식도를 지나 위로 이동됩니다. 위는 음식물을 일시적으로 저장하고 위액과 연동 운동(내용물을 내보내는 운동)으로 음식물을 죽처럼 만들어 소장의 첫 번째 부분인 십이지장에 보냅니다. 죽 상태가 된 음식물은 소장에서 췌액·담즙, 소장액과 섞여 소화·흡수된 후에 대장으로 들어갑니다. 소장에서 영양분이 흡수되고 남은 찌꺼기는 대장을 지나는 동안 수분이 흡수되어 대변으로 만들어져서 항문을 통해 배출됩니다. 입에서 항문까지는 전체 약 9미터의 기다란 관과 같습니다.

식도는 목과 위 사이에 있는 기관으로 길이는 25~30센티 정도이며 몸 좌우 중앙에 위치합니다. 음식물을 위장으로 보내는 역할

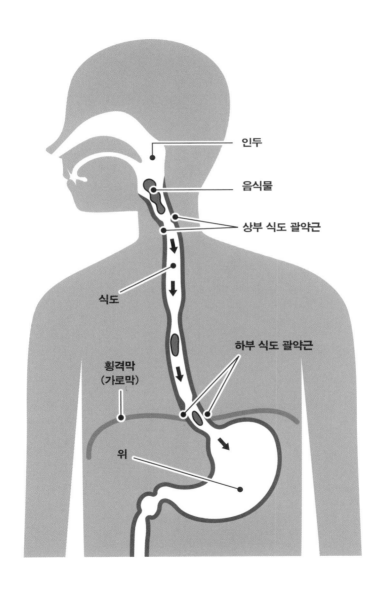

인두

음식물

상부 식도 괄약근

식도

하부 식도 괄약근

횡격막
(가로막)

위

을 합니다. 보통은 납작한 형태이지만 음식물이 들어오면 부풀어 오릅니다. 음식물이 목에서 넘어오면 식도의 근육은 이완과 수축을 하며 연동 운동을 일으켜 음식물을 초당 약 4센티미터 속도로 천천히 위장 쪽으로 보냅니다.

앞서 언급했듯이 식도의 역할은 위로 음식물을 무사히 보내는 것이므로 음식물이 역류해서는 안 됩니다. 특히 강한 산성의 위액을 포함한 내용물이 위에서 식도로 역류해 올라오면 위산을 버텨낼 힘이 없는 식도 점막은 이내 손상을 입습니다. 그래서 식도와 위의 접합부인 분문에는 분문을 둘러싸듯 링 형태의 하부 식도 괄약근(조임근)이 있습니다. 이 근육이 조여지며 위의 내용물이 역류하지 않도록 막아주는 작용을 합니다.

음식물이 위장 입구에 도달하면 하부 식도 괄약근은 이완되어 음식물을 위로 유도하고 음식물이 통과하면 곧바로 근육을 조여 역류를 예방합니다.

그런데 하부 식도 괄약근이 제대로 기능하지 않거나 위산이 과다하게 분비되면 위산 등 위의 내용물이 식도로 역류하기가 쉬워집니다. 식도로 역류해서 들어온 위산은 식도의 연동 운동과 식도의 분비물, 침 등에 의해 신속하게 제거되지만 이런 작용이 약해지면 강력한 위산에 식도 점막이 손상되어 역류성 식도염이 발생합니다.

002

가슴 쓰림, 산 역류,
삼키기 어려움, 가슴 통증

역류성 식도염에서는 여러 가지 불쾌한 증상이 나타납니다. 그중에서도 대표적인 4가지 증상이 '가슴 쓰림', '산 역류', '삼키기 어려움', '가슴 통증'입니다.

역류성 식도염을 앓는 사람의 40% 이상에서 나타나는 증상이 '가슴 쓰림'입니다. 명치 윗부분부터 가슴뼈 뒤쪽 부근이 타들어 가는 느낌이 듭니다. '가슴이 답답하다', '가슴이 불편하다', '가슴이 화끈거린다'라고 표현하기도 하고 위 부근 '열감'을 호소하기도 합니다.

흔히 신물이 올라온다고 표현하는 '산 역류'는 위액이나 위의 내용물이 목과 입까지 올라오는 증상을 말하며 목 안쪽이 따갑고 화끈거리는 느낌을 받기도 합니다.(55쪽 참고)

가슴 쓰림과 산 역류는 역류성 식도염의 전형적인 증상으로 두 증상이 나타난다면 역류성 식도염일 가능성이 매우 큽니다.

삼키기 어려움, 즉 삼킴 곤란 증상은 무언가 걸려 막힌 것처럼 느끼는 것으로 전문 용어로는 '연하 곤란'이라고 합니다. 목이 조금 불편한 정도부터 음식물을 삼키지 못하는 심각한 수준까지 증상의 정도는 사람마다 다릅니다. 목이 불편하여 이비인후과를 찾아가거나 목 이물감을 해소하고자 기침을 하기도 합니다.

'가슴을 쥐어짜듯 아프다', '가슴을 찌르듯이 아프다'와 같은 증상이 가슴 통증입니다. 가슴 통증이라 하면 가장 먼저 협심증이나 심근경색 등의 심장 질환을 떠올리기 쉬우나 역류성 식도염에서도 흔히 나타나는 증상입니다.

실제로 가슴 통증을 심장병 발작으로 오해할 때가 많습니다. 심전도 검사에서 아무 이상이 발견되지 않아 추후 실시한 내시경 검사로 역류성 식도염을 확인하는 일이 자주 있습니다.

대표적 4가지 증상 외에도 '트림', '체증', '복부 팽만감', '구역질'과 같은 소화기 증상이나 '목소리 갈라짐', '천식 증상' 등 소화기 외 증상이 나타날 때도 있습니다.

드물게는 위산과 위의 내용물이 입안까지 역류하여 충치가 생기기도 합니다. 간혹 이런 대표 증상 없이 소화기 외 증상만 나타날 때도 있습니다.

이처럼 매우 다양한 증상이 나타나는 것이 역류성 식도염의 특징입니다. 증상의 원인이 다른 질환일 가능성도 있으므로 소화기과나 소화기내과에서 감별 진단을 받아보기 바랍니다.

역류성 식도염(위식도 역류 질환. 24쪽 참고)의 특징적 증상으로 가슴 쓰림, 시고 쓴 맛이 목까지 올라오는 산 역류, 그리고 가슴이 막힌 듯한 느낌이나 통증을 호소하는 사람도 많다.

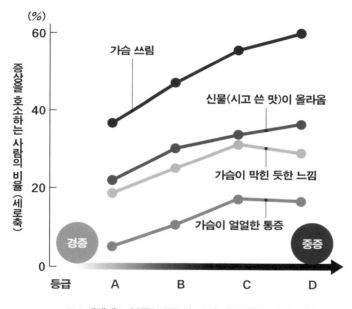

위 그래프는 일본 사가현의 여러 시설에서 가슴 쓰림 등 증상과 역류성 식도염의 내시경 검사에 따른 중증도를 비교한 결과이다. 상태가 심할수록 특히 가슴 쓰림 증상을 호소하는 사람이 많아진다.

출처 : 《일본 내과 학회 잡지》(2000년)에서 수정.

003

~~~

역류성 식도염은 나을 수 있나?

완전히 낫지는 않습니다. 역류성 식도염은 위산과 음식물 등 위 내용물이 역류하는 질환인데 역류와 관련된 요소는 사람마다 다르고 모든 요소를 완벽하게 통제할 수는 없기 때문입니다. 역류는 하부 식도 괄약근의 작용, 위산의 양, 위의 형태, 복압(살이 찌거나 임신을 하면 복압이 상승한다), 식사의 양과 질 등 다양한 요소와 관련이 있습니다.

그러나 위산 등 위 내용물의 역류를 막는 예방책을 마련하여 증상을 완화할 수는 있습니다.

그중 한 가지 방법은 위산 분비를 억제하는 약물요법입니다.(121쪽 참고) 최근에는 효과가 뛰어난 약이 다수 개발되었습니다. 또한 하부 식도 괄약근의 기능 저하를 부르는 식사를 피하고 위산이 과다하게 분비되지 않도록 생활습관을 바꾸면 증상은 더 빨리 개선됩니다.

경증 단계에서는 식사 등 생활습관만 개선해도 상태가 극적으로 좋아지는 경우가 많습니다. 역류성 식도염을 유발하는 요인은

다양합니다. 그 요인을 가능한 한 줄여나감으로써 증상을 개선할
수 있습니다.

004

위산의 역류와 식도의 염증

물질의 산과 염기의 강도를 나타내는 척도로 pH가 쓰입니다. 0에서 14까지의 수치로 나타내는데, 중간인 pH7이 중성이며 숫자가 그보다 작으면 산성, 크면 염기성입니다.

위액에 포함된 위산은 pH1~2로 철도 녹일 만큼 강력한 산성입니다. 그토록 강한 산이 위에서 분비되는 이유는 음식물과 함께 들어온 세균을 죽이거나 음식물의 단백질 분자를 녹여 소화하기 위해서입니다. 그렇다면 대부분 단백질로 만들어진 위장이 위산에 녹아버리지 않을까요? 하지만 강한 위산에도 우리의 위는 녹지 않습니다. 위산에 녹지 않도록 점막으로 덮인 위벽이 위를 보호하기 때문입니다.

한편 식도는 음식물이 지나는 관의 역할을 합니다. 우리가 먹은 음식물은 식도를 통해 5~6초 만에, 물과 같은 액체는 약 1초만에 위에 도달합니다. 식도 내에서 세균을 죽이거나 소화할 시간은 없습니다. 그러니 위산과 같은 강한 산성 액체를 분비할 필요가 없습니다. 당연히 강산성 액체에 대응할 준비도 되어 있지 않습니다.

　위산처럼 강력한 산성 액체가 식도로 들어오는 일은 식도로서는 그야말로 예상 밖의 일입니다. 그래서 강한 산성에 대한 대비가 전혀 없으므로 위산의 영향을 그대로 받아 염증이 생기고 짓무르게 됩니다. 특히 식도 하부에 위와 연결된 접합부는 역류한 위산이 오래 머물기 쉬워서 염증이 잘 발생합니다.

위산은 pH1~2의 강한 산성

pH7이 중성, 숫자가 그보다 작으면 산성이고 크면 염기성이다. 위산의 pH는 1~2로 강한 산성이기 때문에 위 내부는 산성으로 유지된다.

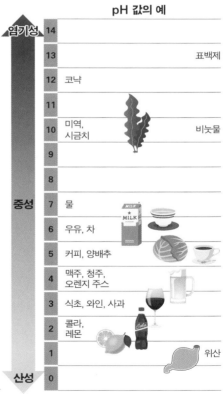

pH 값의 예

염기성	14	
	13	표백제
	12	코냑
	11	
	10	미역, 시금치 / 비눗물
	9	
	8	
중성	7	물
	6	우유, 차
	5	커피, 양배추
	4	맥주, 청주, 오렌지 주스
	3	식초, 와인, 사과
	2	콜라, 레몬
	1	위산
산성	0	

○ 상품에 따라 pH 값에 차이가 있습니다.

005

역류성 식도염은
'위식도 역류 질환'의 한 종류

역류성 식도염은 내시경 검사를 통해 위액 등의 역류가 원인으로 보이는 염증(짓무름)이 판단되는 질환입니다. 역류성 식도염에는 가슴 쓰림, 산 역류(위산이 역류하여 목과 입안에 신맛이 느껴지는 증상. 55쪽 참고) 등이 나타나는 유형과 증상이 전혀 나타나지 않는 유형이 있습니다.

또 한 가지, 비미란성 역류 질환이 있습니다.

이는 내시경 검사를 하여 식도에 염증이 관찰되지 않는데도 역류성 식도염과 같은 자각 증상이 나타나는 것을 말합니다. '미란'은 염증을 의미합니다. 그러므로 '비미란성'은 염증 병변이 보이지 않는다는 뜻입니다.

한때 비미란성 역류 질환은 내시경 검사로 이상이 발견되지 않는다는 이유로 그저 기분 탓이라 여겨지기도 했습니다. 그러나 현재에는 염증 병변이 보이지 않아도 가슴 쓰림과 산 역류 증상으로 환자가 고통받고 일상생활에도 지장을 가져오는 비미란 역류 질환을 질병으로 인식하고 적극적인 치료를 진행하고 있습니다.

이러한 세 가지 유형을 총칭하는 말이 '위식도 역류 질환'입니다. 다시 말해 위식도 역류 질환에는 ① 자각 증상과 염증이 있는 역류성 식도염, ② 자각 증상은 없지만 염증이 있는 역류성 식도염, ③ 자각 증상은 있지만 염증이 없는 비미란성 위식도 역류 질환이 포함됩니다.

위식도 역류 질환은 영문 표기인 'gastroesophageal reflux disease'의 앞 글자를 따서 'GERD'로 칭합니다. 이를 따라 역류성 식도염은 '미란성 GERD', 비미란성 위식도 역류 질환은 '비미란성 GERD' 또는 'non-gastroesophageal reflux disease'의 약자인 'NERD'라고도 부릅니다.

위식도 역류 질환의 세 가지 유형

위식도 역류 질환에는 ① 자각 증상과 염증이 모두 있는 역류성 식도염, ② 자각 증상은 없으나 염증이 있는 역류성 식도염, ③ 자각 증상은 있으나 염증이 없는 비미란성 위식도 역류 질환으로 세 유형이 있다.

	증상이 있는 역류성 식도염	증상이 없는 역류성 식도염	비미란성 위식도 역류 질환
자각 증상	있음	없음	있음
염증	있음	있음	없음

006

역류성 식도염의 증상은 있는데 검사에서 이상이 없다고 한다면?

역류성 식도염과 동일한 증상이 나타나는데도 내시경 검사에서 염증이 발견되지 않는 사람이 많습니다. 이를 비미란성 위식도 역류 질환(NERD)이라 하며 역류성 식도염과 마찬가지로 위식도 역류 질환 가운데 한 가지입니다.

서구뿐만 아니라 일본에서도 역류성 식도염보다 비미란성 위식도 역류 질환 환자 수가 더 많습니다. 2003년 일본에서 시행된 조사에서는 주 2회 이상 가슴 쓰림이 있어서 내시경 검사를 받은 사람 중 비미란성 위식도 역류 질환 비율이 전체의 약 70%인 것으로 나타났습니다.

역류성 식도염과 비미란성 위식도 역류 질환은 발병하기 쉬운 사람의 특징이 다릅니다.(역류성 식도염의 특징은 48쪽 참고) 역류성 식도염과 비교할 때 비미란성 위식도 역류 질환은 '여성', '젊은 층', '마른 체형', '스트레스를 잘 받는 사람', '흡연 습관이 없는 사람'에게서 많이 나타나고 '식도 열공 탈장과 함께 발병하는 사례가 적다'(44쪽 참고), '약이 잘 듣지 않는다'와 같은 특징을 보입니다.

염증이 확인되지 않는데 왜 증상이 나타나는 것인지는 확실히 밝혀지지 않았습니다. 역류성 식도염에서는 위산이 역류하여 하부 식도에 장시간 머무르는 데 비해, 비미란성 위식도 역류 질환에서는 위산이 식도의 상부까지 역류하기 때문에 하부 식도의 점막이 위산에 오랫동안 노출되지 않아 하부 식도에 염증이 형성되지 않는 것이 아닐까 보기도 합니다.

또 비미란성 위식도 역류 질환 환자는 역류성 식도염인 사람보다 강한 가슴 쓰림 증상을 호소하는 경향이 있습니다. 이에 대해서는 비미란성 위식도 역류 질환 환자는 위산 역류에 식도가 민감하게 반응하기 때문에(식도 지각과민이라고 합니다. 32쪽 참고) 소량의 위산에도 강한 가슴 쓰림을 느낀다고 알려져 있습니다.

비미란성 위식도 역류 질환의 치료와 대책은 대부분 역류성 식도염과 동일합니다.

비미란성 위식도 역류 질환에 걸리기 쉬운 사람

스트레스를 잘 느끼는 사람

흡연 습관이 없는 사람

여성

나이가 젊은 사람

마른 체형

007

위산 과다는 왜 생기나?

위액에 포함된 위산의 주된 역할은 음식물과 함께 들어온 세균을 제거하고 단백질의 소화를 돕는 일입니다.

고기나 생선에 포함된 단백질은 입안에서 아무리 씹어도 침의 소화 효소(음식물을 소화 분해하고 영양소를 흡수하기 쉽게 만드는 물질)로는 분해되지 않습니다. 위에 들어와 위산과 만나야 비로소 단백질 분자가 풀어져 위액에 포함된 소화 효소인 펩신에 의해 분해가 됩니다.

위산은 얽힌 구조의 단백질 분자를 풀어내는 동시에 펩신의 작용을 활성화합니다.

위 안에 들어온 단백질의 양이 많으면 그만큼 위산의 분비량도 많아집니다. 위산이 많아지면 위벽을 보호하는 점액의 분비도 증가하는데 점액의 분비 속도가 따라가지 못할 정도로 위산이 과하게 분비된 상태가 위산 과다입니다.

사실 우리 체내에서는 담즙과 췌액 등 다양한 체액이 끊임없이 역류합니다. 식도로의 역류도 예외는 아닙니다. 보통은 이런 역류가 생겼을 때 식도가 밀어서 되돌려보냅니다.

그런데 위산 과다 상태에서는 역류하는 위산의 양이 증가하므로 식도가 미처 다 밀어내지 못하고 점점 더 많은 위산이 식도에 머무르게 됩니다. 그 결과 식도 점막이 손상을 입습니다.

위산 분비를 증가시키는 요인은 고단백질 식사뿐만이 아닙니다. 고지방·고열량 식사, 알코올, 매운 음식과 같은 자극적인 물질, 카페인 등도 위산 과다의 원인이 됩니다. 장시간 공복 상태가 이어지거나 음식을 급히 먹는 것도 위산 과다를 초래하므로 주의해야 합니다.

위산 과다를 부르는 식습관

고단백질 식사

맵고 자극적인 음식

고지방·고열량 식사

알코올

카페인

장시간 공복이나 급히 먹는 습관에도 주의가 필요하다.

008

식도의 근육이 느슨해지면
위산이 역류한다

철도 녹일 만큼 강한 산성을 띠는 위산에 대응하여 위는 점액을 분비해서 위 점막을 보호합니다. 그러나 식도는 강산성액에 스스로를 보호할 만한 힘이 거의 없습니다. 그 대신 우리 몸에는 위산이 식도로 역류하지 못하도록 막아주는 장치가 마련되어 있습니다.

그중 하나가 하부 식도 괄약근으로, 식도와 위의 경계에 있는 근육입니다. 음식물이 목을 지나 식도로 들어오면 식도는 근육을 늘였다가 조였다가를 반복하며 음식물을 위장 쪽으로 보냅니다.(연동 운동) 그 자극이 식도 하부까지 전해지면 하부 식도 괄약근이 느슨해지면서 음식물을 위장으로 들여보냅니다. 평소에는 일정한 세기로 수축되어 있어 위의 내용물이 식도로 역류하는 것을 막아줍니다.

그런데 어떠한 이유로 하부 식도 괄약근이 느슨해지면 역류 방지 기능이 제대로 작동하지 못하고 위산이 역류합니다.

하부 식도 괄약근이 느슨해지는 이유 중 하나는 노화입니다.

나이가 들면 팔다리 근육과 마찬가지로 하부 식도 괄약근도 약해지면서 수축력이 저하됩니다.

또 고지방 식사를 하면 십이지장에서 콜레키스토키닌이라는 호르몬이 분비되는데 이 호르몬에는 하부 식도 괄약근을 느슨하게 만드는 작용이 있다고 알려져 있습니다. 그 밖에도 과식하여 위가 늘어날 때도 하부 식도 괄약근이 느슨해집니다.

원래는 복부에 있어야 할 위의 상부가 횡격막을 넘어서 튀어나오는 식도 열공 탈장(44쪽 참고)도 하부 식도 괄약근이 느슨해지는데 영향을 미칩니다.

건강한 사람과 역류성 식도염인 사람의 위 접합부 차이

건강한 사람의 하부 식도 괄약근은 음식물이 지나지 않을 때는 늘 조여 있다. 역류성 식도염인 사람의 하부 식도 괄약근은 음식물이 지나지 않을 때도 느슨해져 있는 경우가 많아 위의 내용물이 역류하기 쉬운 상태이다.

건강한 사람

역류성 식도염인 사람

하부 식도 괄약근

식도
횡격막
꽉 조여 있다
위
십이지장
위산을 포함한 위액과 위 내용물

느슨해져 있다
위산을 포함한 위액과 위 내용물이 식도로 역류

009

역류성 식도염일 때 발생하는 식도 지각과민이란?

보통 우리는 음식물이 식도를 지날 때 이를 의식하지 않습니다. 그러나 매우 뜨겁거나 차가운 음식을 삼키면 음식물이 식도에서 위장 쪽으로 내려가는 감각이 느껴지곤 합니다. 또 잘 씹지 않고 음식물을 큰 상태로 삼킬 때는 식도에 통증을 느끼기도 합니다. 이처럼 식도에도 지각이 있습니다. 주요 역할은 평소와 다른 음식물·음료가 식도를 지날 때 뇌에 알려주는 것입니다. 다만, 어느 정도의 자극을 이상 상태로 느껴야 식도가 뇌에 알리는지는 사람마다 차이가 있습니다.

식도가 유난히 과민하게 반응하는 상태를 지각과민이라 합니다. 예를 들어 지극히 소량의 위산이나 공기가 역류해서 일반적으로는 반응하지 않을 정도의 경미한 자극이 일어나도, 식도의 점막이 이를 과민하게 감지하면 가슴 쓰림 등의 증상을 일으키기도 합니다.

지각과민은 스트레스와 밀접한 관련이 있습니다. 수면 장애로 스트레스를 준 실험에서는 위산이 역류하고 가슴 쓰림 증상이 심해지는 등 다양한 심신의 스트레스가 식도의 지각과민을 불러일 으킨다는 결과가 보고된 바 있습니다.

역류성 식도염 환자보다 비미란성 위식도 역류 질환(26쪽 참고) 환자에게서 식도 지각과민이 더 많이 나타나고 스트레스에 취약한 경향을 보인다고도 알려져 있습니다.

그래서 작은 자극에도 증상이 나타나 기분이 가라앉거나 불안 해지면서 더욱 스트레스를 받게 되고 지각과민이 점점 더 심해지는 악순환이 반복되기 쉽습니다.

스트레스가 식도의 지각과민을 유발한다

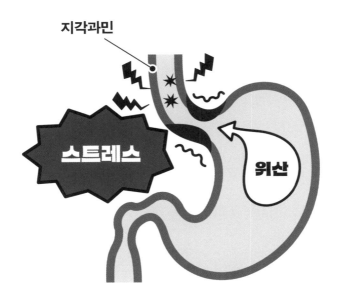

지각과민

스트레스

위산

010

위식도 역류 질환 환자 수가
증가하는 이유

서구에서는 위식도 역류 질환(24쪽 참고) 환자가 1970년대부터 서서히 증가하여 1990년대 후반부터 급증하고 있습니다.

1990년대 초까지 일본에서도 위식도 역류 질환은 드문 질환이었습니다. 그러다가 1990년대 중반부터 급격히 증가했는데, 서구화된 식생활과 고령화가 그 배경으로 알려져 있습니다.

식생활이 서구화되며 동물성 지방과 단백질 섭취량이 급격히 늘어났습니다. 동물성 지방과 단백질을 소화하는 데는 많은 위산이 필요합니다. 실제로 1970년대와 1990년대에 시행된 조사에 따르면 1990년대 조사 결과에서 일본인의 위산 분비량이 더 많게 나타났습니다. 위산의 양이 많아질수록 자연히 역류가 발생할 가능성도 커집니다.

식생활이 서구화됨에 따라 섭취 열량은 증가하는 한편, 교통수단의 발달로 걷기 같은 몸을 움직일 기회가 감소하면 체내 에너지가 남아 지방으로 축적됩니다. 이는 복부에 지방이 쌓이는 내장지방형 비만, 복부 비만 체형이 최근 급증하는 이유이기도 합니

다. 복부 지방은 복압을 높이고 위를 누르기 때문에 위산이 역류하기 쉬워집니다.(40쪽 참고)

식도와 위의 접합부에는 하부 식도 괄약근이 있어서 위산의 역류를 막는 중요한 역할을 담당합니다. 그런데 나이가 들면서 팔다리 근육과 마찬가지로 하부 식도 괄약근도 근력이 약해지고 역류 방지 기능이 저하됩니다. 또 고령화가 진행됨에 따라 골다공증으로 인해 등이 굽은 여성이 많아지면서 역류성 식도염 환자 수가 증가했습니다.(41쪽 참고)

그 밖에도 최근 헬리코박터 파일로리균 감염률의 저하와 치료의 보급(38쪽 참고), 스트레스받기 쉬운 사회 환경(42쪽 참고)도 위식도 역류 질환 환자 수 증가에 영향을 미치는 요인으로 알려져 있습니다.

위식도 역류 질환 환자 수 증가 배경

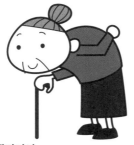

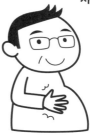

내장지방형 비만, 복부 비만 체형인 사람이 늘고 있다.

고령화가 진행되면서 골다공증으로 등이 굽은 여성이 늘고 있다.

011

위식도 역류 질환 중에서도
비미란성 환자가 많다?

가슴 쓰림이나 산 역류(위산이 역류하여 목과 입에서 신맛이 느껴지는 것) 증상이 나타나지만 내시경 검사로도 식도 점막에 염증이 발견되지 않는 위식도 역류 질환이 '비미란성 위식도 역류 질환'(26쪽 참고)입니다.

예전에는 역류성 식도염 자체가 흔치 않기 때문에 비미란성 위식도 역류 질환을 포함한 위식도 역류 질환의 역학조사는 거의 이루어지지 않았습니다. 그러다가 2003년에 본격적인 조사가 시행되었습니다. 이 조사에 따르면, 주 2회 이상 가슴 쓰림이 있는 사람의 약 70%가 비미란성 위식도 역류 질환이었습니다. 그 후의 조사에서도 비미란성 위식도 역류 질환 환자 수가 위식도 역류 질환의 큰 부분을 차지한다는 결과가 나왔습니다.

비미란성 위식도 역류 질환은 특히 젊은 사람, 여성, 마른 체형, 스트레스를 많이 받는 사람에게서 더 쉽게 발생합니다. IT화 같은 사회의 급변으로 인한 스트레스 증가를 비미란성 위식도 역류 질환 환자 수 증가의 배경으로 꼽기도 합니다.

012

역류성 식도염이 고령자에게
많이 나타나는 이유

고령자에게서 역류성 식도염이 많이 보이는 이유 중 하나는 위산의 역류를 막는 기능이 나이가 들면서 점차 저하되기 때문입니다. 고령이 되면 식도 하부에 있는 하부 식도 괄약근이 느슨해지기 쉬워 역류 방지 기능이 저하됩니다. 즉 나이가 들수록 음식물을 삼켜서 내려보내는 힘이 약해지므로 역류한 것을 되돌려보내지 못합니다. 그 결과 위산이 식도에 정체되기 쉬워집니다. 또한 여성은 노화함에 따라 골량이 감소하는 골다공증 발생 위험이 커집니다. 골다공증이 되면 뼈가 눌려 등이 굽기 쉽습니다. 등이 굽은 자세는 복부 압력을 상승시켜 위를 압박하고 위산이 역류하기 쉬운 상태를 만듭니다.(41쪽 참고)

침은 위산을 중화하고 식도 내를 세정하는 작용을 합니다. 고령이 되면 침 분비량이 서서히 감소하면서 역류성 식도염 발생 위험이 커집니다.(52쪽 참고) 헬리코박터 파일로리균의 제균 치료가 보급됨에 따라 위산 분비량이 많은 고령자가 늘어나는 것도 역류성 식도염이 증가하는 원인으로 판단됩니다.(38쪽 참고)

013

역류성 식도염과
헬리코박터 파일로리균

위장 내부는 위액에 포함된 위산보다 강력한 산성 상태입니다. 그래서 아주 오래전부터 '위에 사는 세균은 없다'라고 믿어왔습니다. 그런데 1980년대 후반, 헬리코박터 파일로리균 발견이 이런 정설을 뒤집었습니다. 그리고 이후 연구에서 헬리코박터 파일로리균이 위염과 위궤양, 위암의 원인 중 하나임이 밝혀졌습니다.

헬리코박터 파일로리균의 주요 감염 경로는 두 가지로 알려져 있습니다. 한 가지는 부모로부터 아이에게 입을 통해 옮겨지는 감염, 또 하나는 상하수도 시설이 미흡했던 시대에 비위생적인 물을 마셔서 발생한 감염입니다. 오늘날 수저나 식기를 따로 사용하고 위생 개념이 철저해지면서 헬리코박터 파일로리균 감염률은 저하되었습니다.

또 위궤양 또는 만성 위염 환자는 헬리코박터 파일로리균 검사와 제균 치료에 공적 의료보험이 적용되기 때문에 제균 치료를 받는 사람이 많아졌습니다.[한국도 헬리코박터 파일로리균 검사와 치료에 건강보험이 적용됩니다.]

그런데 위염과 위암 등의 발병과 관련이 깊은 헬리코박터 파일로리균이 역류성 식도염에 대해서는 오히려 방어적으로 작용한다고 알려져 있습니다. 실제로 헬리코박터 파일로리균 제균 후에 역류성 식도염이 발병한 사례가 적지 않습니다.

제균 전에는 헬리코박터 파일로리균에 의한 위 점막 손상으로 위산이 적게 분비되기 때문에 식도에 염증이 생기기가 어렵습니다. 그런데 헬리코박터 파일로리균을 제균하면 위산 분비가 활발해져서 역류성 식도염 발병 위험이 커지는 것입니다.

실제로 역류성 식도염 환자의 헬리코박터 파일로리균 감염률은 건강한 사람보다 낮으며 더욱이 중증 환자는 경증 환자보다 유의미하게 감염률이 낮다는 연구 결과가 있습니다.

이런 점에서 헬리코박터 파일로리균 감염자 수 감소가 역류성 식도염 환자 수 증가에 영향을 미쳤다고 판단할 수 있습니다.

역류성 식도염인 사람은 건강한 사람에 비해 헬리코박터 파일로리균 감염률이 낮다

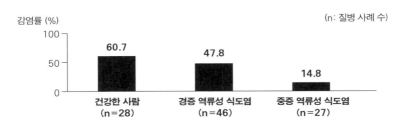

감염률 (%)   (n: 질병 사례 수)

출처: Shirota, T et al. Helicobacter pylori infection correlates with severity of reflux esophagitis: with manometry findings. J Gastroenterol 34, 553 - 559 (1999)

014

비만도
역류성 식도염의 원인

비만 체형은 배가 나왔다는 특징이 있습니다. 복부에 지방이 과도하게 붙어 있으면 복압이 높아집니다. 그래서 비만인 사람의 위는 높은 복압 때문에 계속 눌려 있는 상태로 있습니다.

식사 후에는 하부 식도 괄약근이 느슨해지는 현상이 나타납니다. 이때 위가 눌려 있을수록 근육이 더 느슨해지고 그만큼 대량의 위산과 위의 내용물이 식도로 흘러들어 오므로 역류성 식도염도 생기기 쉽습니다.

또 비만인 사람 가운데는 기름진 식사를 좋아하거나 술을 즐겨 마시는 사람이 많습니다. 이러한 식생활도 비만인 사람에게 역류성 식도염이 흔히 나타나는 이유입니다.

그뿐만 아니라 비만인 사람은 역류성 식도염의 원인 중 하나인 식도 열공 탈장(44쪽 참고)이 발생할 확률도 증가합니다.

015

굽은 등도
역류성 식도염의 원인

등이 굽은 자세는 배 전체에 압력을 가합니다. 그 결과 위가 눌려 위산이 역류하기 쉬워집니다. 또 등이 굽은 사람이 똑바로 누워 잠을 자면 위가 식도보다 높은 위치에 오기 때문에 역류한 것이 위장으로 되돌아가기가 어려워져서 식도에 장시간 머물게 됩니다. 이 또한 등이 굽은 사람에게 역류성 식도염이 많이 발생하는 이유입니다.

실제로 중노년층 여성에게 보이는 역류성 식도염의 상당수는 골다공증에서 비롯된 굽은 등이 원인일 때가 많습니다.

정원을 가꿀 때처럼 앞으로 상반신을 구부리는 자세도 복압을 상승시켜 굽은 등과 마찬가지로 역류성 식도염을 일으키니 주의해야 합니다.

참고로 무거운 짐을 들 때면 배에 힘을 주게 되는데 이때도 복압이 올라가 위산 역류가 발생하기 쉬우므로 주의가 필요합니다.

016

스트레스는
역류성 식도염을 일으킨다

식도, 위, 장 등 소화기는 우리 의지로 소화 활동을 촉진하거나 억제할 수 없습니다. 이런 장기는 교감신경과 부교감신경이라는 상반된 작용을 하는 자율신경(자기 의지와 무관하게 내장이나 혈관의 움직임을 조절하는 신경)에 의해 조절됩니다.

예를 들어 입안에 음식물이 들어왔을 때 또는 좋아하는 음식을 보거나 냄새를 맡으면 자극이 뇌로 전해져서 반사적으로 부교감신경이 작용하고 위산과 소화 효소(음식물을 소화 분해하고 영양소를 흡수하기 쉬운 형태로 만드는 물질)의 분비량이 늘어납니다.

정신적·육체적 스트레스가 몸에 가해지면 대뇌피질에서 과잉 전기신호(임펄스)가 자율신경 조절을 담당하는 시상하부에 전달됩니다. 그러면 자율신경을 통해 소화기에도 자극이 전해집니다. 스트레스가 일시적 또는 지속적으로 과잉 상태이면 일련의 흐름이 원활하지 못해 자율신경이 흐트러지고 조절 기능에 지장이 생겨 소화기가 평소와는 다른 반응을 보입니다.

예를 들면, 위에서는 위산 분비에 문제가 생깁니다. 음식물을 먹지 않았는데도 위산 분비가 촉진되거나 식사 중 위산이 과다하게 분비되는 것입니다. 이런 현상은 역류성 식도염 발병과 관련이 있습니다.

증상은 있으나 검사에서 이상이 발견되지 않는 비미란성 위식도 역류 질환(26쪽 참고)은 특히 스트레스의 영향이 크다고 알려져 있습니다. 다시 말해 스트레스를 많이 받으면 식도 점막의 감수성이 높아져서 적은 양의 위산에도 가슴 쓰림 등의 증상이 나타날 수 있습니다.

물론 스트레스 때문에 모든 사람이 역류성 식도염에 걸리지는 않습니다. 스트레스에 대한 저항력, 적응력이 있다면 큰 문제가 되지 않습니다. 그러나 걱정이 많거나 감정 전환이 어려운 사람은 스트레스에 적절히 대처하지 못하여 역류성 식도염 발생 위험을 키울 수 있습니다.

적절한 스트레스 해소는 역류성 식도염을 예방하는 일이기도 합니다.(202쪽 참고)

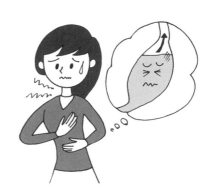

017

역류성 식도염이 발생하기 쉬운
'식도 열공 탈장'이란?

가슴과 배의 경계에는 횡격막이라는 얇은 근육막이 있습니다. 식도는 이 횡격막을 관통하여 위장과 이어져 있습니다. 이때 관통하는 구멍을 식도 열공이라 부릅니다.

식도 열공 탈장이란 본래 식도 열공의 하부에 있어야 할 위가 식도 열공을 통해 식도 쪽으로 튀어나와 원래 자리로 돌아가지 않는 상태를 말합니다. 식도 열공 탈장은 크게 세 가지 유형으로 나뉩니다.

위와 식도의 접합부인 분문이 튀어나온 '활주형 탈장'(sliding hiatal hernia)이 가장 많이 나타납니다. 이 외에 위의 일부가 튀어나온 '식도곁 탈장'(para-esophageal hernia. 식도 주위 탈장이라고도 한다), 분문과 위장 일부가 튀어나온 '혼합형 탈장'(mixed paraesophageal hiatal hernia)이 있습니다.

통상적으로 하부 식도 괄약근은 식도 열공 자리에 있어서 하부 식도 괄약근뿐만 아니라 횡격막 근육에 의해서도 조여지기 때문에 위산이 식도로 역류하는 것을 막아줍니다. 그러나 식도 열공 탈장이 일어나면 횡격막이 하부 식도 괄약근에 가하는 압력이 감소하여 역류를 제대로 막아내지 못합니다. 그뿐만 아니라 역류한 위산이 위장으로 돌아가기 어려워지므로 식도에 머무는 시간이 길어져 역류성 식도염의 원인이 됩니다.

식도 열공 탈장의 상당수는 복압 상승으로 위가 눌려 올라가면서 발생합니다. 그래서 비만, 임산부, 기침을 자주 하는 기관지 천식 환자 등에게 특히 많이 발병합니다. 또 나이가 들면 횡격막이 식도를 조이는 힘이 약해지면서 식도 열공이 넓어지고 위가 식도로 튀어나오기 쉬워집니다. 그래서 특히 고령으로 허리가 굽은 여성에게 식도 열공 탈장이 많이 발생한다고 알려져 있습니다.

식도 열공 탈장이 심하지 않고 증상이 없으면 치료는 필요치 않습니다. 그러나 역류성 식도염이 생긴 상태라면 위산을 억제하는 약으로 치료를 진행해야 합니다. 약물 치료로 충분한 효과가 나타나지 않거나 탈장 정도가 심할 때는 수술을 검토할 수 있습니다.

식도 열공 탈장의 3가지 유형

활주형 탈장
분문(위와 식도의 접합부)이 튀어나와 있다.

식도곁 탈장
위의 일부가 튀어나와 있다.

혼합형 탈장
분문과 위의 일부가 튀어나와 있다.

018

역류성 식도염과 함께 나타나기 쉬운 '기능성 위장 장애'란?

기능성 위장 장애란 위 검사에서 표면적으로 명확한 이상이 발견되지 않는데도 위가 불편한 증상이 나타나는 상태를 가리킵니다. 예전에는 신경성 위염 또는 만성 위염, 스트레스성 위염으로 진단하였으나 일본에서는 2013년부터 정식 진단명으로 인정되어 공적 의료보험이 적용됩니다.

위가 불편한 증상이란 구체적으로 식후 속이 더부룩한 느낌, 식사 중 바로 배부른 느낌이 드는 조기 포만감 등을 말합니다. 또 식사와는 관계없이 명치 부근의 통증이나 명치 쪽이 타들어가는 느낌(작열감)도 기능성 위장 장애의 대표적 증상입니다. 기능성 위장 장애의 엄밀한 정의는 이러한 증상이 6개월 전부터 나타나기 시작하여 3개월 전부터는 주 1회 이상 괴로울 정도의 강도로 나타나는 것입니다. 그러나 일상 진료에서는 1개월 이상 증상이 지속되면 기능성 위장 장애를 의심합니다.

기능성 위장 장애는 기질적 이상이 아니라 일정한 증상의 발현으로 진단되기 때문에 그 원인이 다양합니다. 현대 사회의 문제점으로 종종 거론되는 과도한 스트레스는 자율신경(자기 의지와는 무관하게 내장과 혈관의 움직임을 조절하는 신경)에 혼란을 가져와 위의 운동 이상이나 위산 분비 이상, 지각과민 등을 일으키는 주요 원인으로 꼽힙니다.

역류성 식도염의 원인과도 공통점이 많아 역류성 식도염과 기능성 위장 장애를 함께 앓는 사람도 적지 않습니다.

기능성 위장 장애 환자는 위산에 민감하게 반응하고 명치 부근 통증이나 작열감을 느끼기 때문에 흔히 위산 분비를 억제하는 약물 치료를 진행합니다. 역류성 식도염에서도 위산 분비를 억제하여 역류에 의한 자극을 줄이는 약이 쓰입니다. 그러므로 위산 분비 억제제는 기능성 위장 장애와 역류성 식도염 양쪽 모두에 효과를 기대할 수 있습니다.

약물 치료뿐만 아니라 식사와 생활습관을 재정비하고 스트레스를 줄이려는 노력 또한 무척 중요합니다. 수면을 충분히 취하고 증상을 유발하기 쉬운 음식은 삼가면서 음식을 먹을 때는 꼭꼭 씹어 적당량만 먹습니다. 또한 적당한 운동과 반신욕으로 몸의 긴장을 푸는 등 자기 나름의 스트레스 해소법을 마련하는 것은 기능성 위장 장애와 역류성 식도염의 증상 개선에 긍정적인 효과를 가져옵니다.

019

역류성 식도염에 걸리기 쉬운 사람

위액에 포함된 위산은 식도의 점막을 손상시키는 주범입니다. 우리가 어떤 음식을 먹느냐에 따라 위산의 분비량이 달라지는데 고기나 지방분이 많은 음식물, 카페인과 알코올 등 자극적인 음식은 위산 분비량을 증가시킵니다.(162~168쪽 참고) 따라서 이런 음식을 반복적으로 섭취하면 역류성 식도염 발생 위험이 커집니다.

비만인 사람은 과다한 복부 지방이 위를 누르기 때문에 위산 역류가 발생하기 쉽습니다.(40쪽 참고) 또 비만일 때 식도 열공 탈장 발생 확률이 높아진다는 점도 위산 역류와 관계가 있습니다.(44쪽 참고)

이와 반대로 고령층에서는 마른 사람에게 역류성 식도염이 많이 나타납니다. 마른 체형의 고령자 중에는 허리가 구부정한 사람이 많은데 그러한 자세가 위를 압박하여 위산 역류를 초래한다고 보는 견해도 있습니다. 침 분비가 적은 사람(52쪽 참고)이나 헬리코박터 파일로리균 제균 치료를 받은 사람(38쪽 참고)도 역류성 식도염에 걸리기 쉽다고 밝혀졌습니다.

020

비미란성 위식도 역류 질환에 걸리기 쉬운 사람

비미란성 위식도 역류 질환(26쪽 참고)에서는 식도가 과민하게 반응하여 소량의 위산에도 가슴 쓰림 증상이 나타나는 경우가 많습니다. 식도의 지각과민의 배경으로는 자율신경(자기 의지와 무관하게 내장이나 혈관의 움직임을 조절하는 신경)의 혼란이 있습니다. 자율신경을 흐트러뜨리는 커다란 원인은 다름 아닌 스트레스입니다.

사소한 일에도 긴장하고 불안해하는 사람이나 책임감이 강한 사람, 성격이 급한 사람, 꼼꼼한 사람, 화가 많은 사람은 스트레스를 많이 받으므로 비미란성 위식도 역류 질환에도 더 걸리기 쉽습니다. 스트레스를 쌓아두는 사람은 대개 마른 체형으로 남자보다 여성에게서 많이 나타납니다. 실제로 역류성 식도염은 살진 남성에게 많이 나타나지만 비미란성 위식도 역류 질환은 마른 체형의 여성 환자가 많은 편입니다.

또한 은퇴한 고령자보다 직장에서 인간관계나 업무상 고민이 많은 젊은 사람에게 비미란성 위식도 역류 질환이 나타나기 쉽다고 알려져 있습니다.

021

어린아이도
역류성 식도염에 걸리나?

역류성 식도염은 어린아이에게도 발견되며 역류의 정도가 심하면 심박수가 저하되거나 얼굴색이 안 좋아지기도 합니다. 원래 유아가 젖을 먹은 뒤 트림이나 기침과 함께 먹은 것을 토하는 일은 흔히 있습니다. 식도와 위의 경계에 있는 하부 식도 괄약근이 아직 충분히 발달하지 않아서 일어나는 현상입니다. 그러나 수유 시마다 먹은 것을 토해내면 영양이 제대로 섭취되지 않아 발달에 좋지 않은 영향을 줍니다. 이때는 아이의 상반신을 세운 자세로 수유하거나 다 먹이고 난 후에 몸을 세워 안아서 역류가 일어나지 않도록 해야 합니다.

아이들은 통상 생후 6~7개월부터 역류가 줄어듭니다. 그 후 역류가 나타나더라도 대개 생후 18개월 무렵까지는 역류가 사라집니다. 그러나 수유 후 역류와 함께 쌕쌕거림이 나타나고 기침이 심하거나 구토 횟수가 유난히 많은 경우, 소아기까지 역류가 계속 일어나는 경우에는 서둘러 진료를 받아보길 바랍니다. 소아기가 되면서 사라졌던 음식물 역류가 재발하는 일도 있습니다.

022

역류가 일어나기 쉬운
시간대

역류는 특히 '취침 중'과 '식후 2~3시간 내'에 일어나기 쉽습니다. 낮 동안에는 서 있거나 앉아 있는 자세로 지내는 시간이 많아 식도가 상하로 늘어난 상태로 있습니다. 그래서 중력에 의해 위산이 식도로 역류하기 어렵고 혹여 역류한다고 해도 위장으로 돌려보내기가 쉽습니다.

그런데 취침 시 누운 자세에서는 식도와 위가 바닥과 수평이 됩니다. 중력의 영향을 받지 않아 위산이 역류하기 쉬워지고 역류한 위산이 위장으로 되돌아가기가 어렵습니다. 그 결과 위산이 식도에 오래 머물면서 염증을 유발합니다.(186쪽 참고)

침은 위산을 중화하고 식도를 깨끗이 씻어주는 작용을 합니다. 취침 중에는 침 분비량이 감소하므로 이 또한 역류가 일어나기 쉬운 요인이 됩니다.

식후 2~3시간은 음식물을 소화하기 위해 위산 분비가 증가합니다. 이때 누운 자세를 취하면 위산이 역류하기 쉬우니 주의가 필요합니다.

023

침이 적은 사람은 역류성 식도염이 생기기 쉽다?

성인의 1일 침 분비량은 1~1.5리터에 달합니다. 침은 다방면에 걸쳐 작용합니다. 입안에 있는 음식물 부스러기나 세균을 씻어 보내고 치아 표면에 피막을 만들어 충치의 원인균을 막아주는 등 구강 건강을 유지하는 데 다양한 역할을 합니다.

침의 활약은 입안에서만 그치지 않고 식도에서도 중요한 기능을 합니다.

침은 염기성이므로 식도로 역류한 위산을 씻어 내리고 중화하여 식도가 위산 때문에 손상되지 않도록 막아줍니다. 이런 이유로 침 분비가 적으면 역류성 식도염 발생 위험이 커집니다. 실제로 역류성 식도염인 사람은 그렇지 않은 사람보다 침 분비가 적은 경향이 있다고 보고된 바 있습니다.

역류성 식도염의 증상을 완화하는 데 침 분비를 촉진하는 침샘 마사지(귓불 조금 앞, 윗어금니 부근에 해당하는 볼을 원을 그리듯 가볍게 마사지하는 것)가 도움이 됩니다.

2장

역류성 식도염의
증상과 경과

024

미란성과 비미란성
위식도 역류 질환

위식도 역류 질환은 미란성이든 비미란성이든 모두 위액에 포함된 위산의 역류가 주요 원인입니다. 따라서 증상은 기본적으로 같습니다.

미란성과 비미란성에 공통으로 많이 나타나는 증상은 가슴 쓰림입니다. 식도 점막이 손상되지 않은 비미란성 환자도 점막에 염증이 있는 미란성 환자와 가슴 쓰림 증상의 빈도와 정도에서 차이가 없습니다.

비미란성 환자의 약 절반은 심리적인 원인이거나 위 식도 운동 기능의 이상 등 위산 역류와는 관계없는 요인으로 인해 가슴 통증과 신물이 올라오는 증상(55쪽 참고)이 나타납니다. 미란성일 때는 위산 분비를 억제하는 약으로 증상이 호전되는 경우가 많지만 비미란성일 때는 위산 억제제로 충분한 효과를 얻지 못하기도 합니다.

이때는 약의 용량과 투여법을 바꿔보거나 위장 운동 개선제, 한방약 등을 병용하여 치료합니다.

025

목까지 신물이 올라오는
'산 역류' 증상

흔히 신물이 올라온다고 표현하는 산 역류 증상은 대부분 역류
성 식도염에서 일어나지만 드물게는 만성 후두염, 식도암, 위암,
위십이지장궤양, 인두·후두염, 식도의 연동 운동(내용물을 밀어 보내
는 운동)이 충분히 이루어지지 않는 소화기 운동 기능 장애 등일
때도 나타날 수 있습니다. 또 연동 운동에 장애가 생겨 하부 식도
괄약근이 충분히 열리지 않는 식도 이완 불능증(104쪽 참고)일 때
도 이 같은 증상이 나타납니다.

질병은 아니지만 비만이나 임신 후기일 때 복압이 높아져 위산
이 역류하기 쉬워 산 역류 증상을 느끼기도 합니다.

어떤 이유에서든 이러한 증상을 동반하는 질병은 대부분 시급
한 대응이 필요하지는 않습니다. 당장 병원에 가지 않아도 괜찮습
니다.

그러나 이런 증상을 가볍게 넘겨서는 안 됩니다. 식도암이나
위암이 원인일 가능성도 있으므로 증상이 지속될 때는 병원에서
진료를 받고 분명한 원인을 파악하는 편이 좋습니다.

026

트림이 자꾸 나오는데
역류성 식도염일까?

무언가 먹거나 마실 때 우리는 음식물과 공기를 함께 삼킵니다. 그 공기가 위로 들어가 위 내부 압력이 높아져서 입으로 나오는 것이 트림입니다. 참고로 공기가 위에서 장으로 가서 장 안에 발생한 가스와 함께 엉덩이로 나오는 것이 방귀입니다.

과식 후에 나오는 트림은 몸의 정상적 반응입니다. 식후 몇 번 뿐이라면 상관없으나 트림이 빈번하게 나온다면 주의가 필요합니다. 질병의 한 증상으로 트림이 나타날 가능성도 있기 때문입니다. 그에 대한 대표적 질병이 바로 역류성 식도염입니다.

역류성 식도염에서는 하부 식도 괄약근이 느슨한 상태이므로 위산뿐만 아니라 음식물과 함께 들어온 공기도 식도로 역류하기 쉽습니다. 트림이 빈번하게 나오는 질병으로는 역류성 식도염 외에도 공기 연하증, 위궤양, 기능성 위장 장애(46쪽 참고), 위암, 식도 열공 탈장(44쪽 참고) 등이 있습니다. 트림이 너무 자주 나온다면 검사를 받아 원인을 찾아보는 편이 좋습니다.

027

식후 멈추지 않는 딸꾹질과
역류성 식도염

딸꾹질은 '흘역(吃逆)'이라고도 하며 횡격막의 경련으로 급하게 공기를 마시게 되어 '딸꾹' 하고 소리가 나는 현상을 말합니다.

일반적으로 딸꾹질은 과식하거나 탄산음료를 마셨을 때, 뜨겁거나 매운 음식을 먹었을 때 일어나며 거의 몇 분 내로 멈춥니다. 그런데 개중에는 2일 이상 지속되거나(지속성), 1개월 이상 이어지는(난치성) 경우도 있습니다.

지속성·난치성 딸꾹질에는 질병이 숨어 있을 가능성이 있습니다. 딸꾹질을 동반하는 질병은 다양하며 그중 하나가 역류성 식도염입니다. 역류성 식도염으로 인해 위산이 목까지 역류하면 설인 신경(혀 인두 신경)을 자극하여 횡격막 경련을 유발할 수 있습니다. 역류성 식도염에서 딸꾹질이 종종 나타나는 이유입니다.

역류성 식도염 외에도 뇌경색과 뇌출혈, 경부 종양, 폐암 등의 증상으로 딸꾹질이 나타날 수도 있으므로 딸꾹질이 오래 지속되면 반드시 병원에서 검사를 받아보길 바랍니다.

028

목소리 갈라짐과 목 따끔거림, 오래된 기침

식도 상부는 음식물이 입에서 위장으로 가는 통로인 식도, 공기가 코에서 호흡기로 가는 통로인 인두, 그리고 호흡기의 입구인 후두와 연결되어 있습니다.

역류성 식도염에 의한 위산이 식도에서 후두로 역류하면 후두 점막에 염증이 생기고 기침, 목 따끔거림이 나타날 수 있습니다. 이러한 영향이 인두 내 성대에까지 영향을 미치면 목소리가 갈라지거나 목소리를 내기가 힘들어지기도 합니다. 기침의 장기화도 역류성 식도염에서 비교적 흔히 나타나는 증상입니다. 역류성 식도염에서 기침이 발생하는 원인은 역류한 위산이 후두에서 호흡기로 유입되어 직접 자극을 일으키는 경우와 위산이 식도의 지각 신경을 자극하여 그 자극이 호흡기 신경에 전해져 반사적으로 기침이 발생하는 경우로 나뉩니다.

쉰 목소리와 기침 같은 증상은 감기를 비롯한 폐와 기관지 등의 호흡기 질병, 후두암에서도 나타나므로 가볍게 여기지 말고 전문의와 상담하기 바랍니다.

029

역류성 식도염 때문에
피를 토한다고?

역류성 식도염이 심해지면 위산에 의한 식도 염증이 넓고 깊어집니다. 심각한 수준일 때는 점막 표면뿐만 아니라 점막 하층까지 염증이 생겨 식도 궤양이 발생할 수 있습니다.

식도 궤양이 되면 식도 벽 안쪽까지 손상을 입습니다. 그러면 식도 벽에 산소와 영양분을 보내는 혈관이 파괴되어 출혈이 생기기도 합니다. 출혈이 식도를 거슬러 올라가 입으로 나오면 피를 토하는 '토혈', 위나 장으로 이동하면 '하혈(혈변)'을 하게 됩니다. 토혈과 하혈에서 보이는 피 색깔에는 차이가 있습니다. 토혈은 대부분 선명한 붉은색을 띠는 데 반해 하혈은 혈액이 장을 지나는 동안 검게 변색되기 때문에 변이 검은색으로 보입니다.

출혈이 계속되면 빈혈이 생기기 쉽습니다. 또 대량의 출혈을 일으켜 쇼크 상태에 빠지는 일도 있으므로 주의가 필요합니다.

토혈이나 하혈은 식도 궤양뿐만 아니라 위궤양과 십이지장, 위암, 식도암 등에서도 나타날 수 있습니다. 토혈이나 하혈 증상이 있을 때는 반드시 의료기관에서 검사를 받아보길 바랍니다.

030

역류성 식도염과
증상이 비슷한 질병

역류성 식도염 증상은 다양하게 나타납니다. 게다가 다른 질병에서도 자주 보이는 증상이 많습니다. 예를 들어 위통과 구토, 메스꺼움 같은 증상은 위궤양과 십이지장궤양, 위암에서도 나타납니다. 또 역류성 식도염으로 인해 나타나는 가슴이 타는 듯한 통증, 가슴을 쥐어짜는 통증을 협심증이나 심근경색 증상으로 오해하여 순환기과를 찾아가는 경우도 흔히 있습니다.

역류성 식도염에서는 위장 증상 없이 기침만 오래 지속되는 경우도 있습니다. 이때는 독감 또는 감기로 착각하기 쉽습니다. 천식인 것 같아 천식 치료를 진행해도 나아지지 않다가 역류성 식도염 치료를 진행하고 나서 증상이 개선되는 사례도 드물지 않습니다.

역류성 식도염은 주로 하부 식도 괄약근이 느슨해져서 위산이 역류하는 질병인데 그것과는 반대로 하부 식도 괄약근이 느슨해지지 않아서 음식물이 식도에 머무르게 되는 식도 이완 불능증(104쪽 참고)에서도 구토와 가슴에 뭔가 걸린 듯한 느낌, 가슴 통증 등 역류성 식도염과 비슷한 증상이 나타납니다.

031

역류성 식도염이 진행되면
나타나는 증상도 변화된다

   역류성 식도염 초기에는 가슴 쓰림이나 위액이 입까지 역류하는 산 역류 증상이 빈번하게 나타납니다.

   식도 점막의 손상이 심하여 염증이 점막하층이나 근육층까지 미치면 식도 궤양이 될 수 있습니다. 식도 궤양이 되면 식도 벽에 있는 혈관 손상으로 출혈이 생겨서 토혈, 하혈이 나타나기도 합니다.(59쪽 참고)

   식도 궤양에 의해 식도 내강이 좁아져 식도 협착이 생기는 일도 있습니다.(72쪽 참고) 그러면 음식물이 원활하게 식도를 통과하지 못하므로 음식물이 걸리거나 구토가 반복됩니다. 이처럼 역류성 식도염이 진행됨에 따라 나타나는 증상에도 변화가 생깁니다.

   참고로 역류성 식도염이 장기간 지속되면 식도암으로 발전할 가능성이 있는 바렛 식도(73쪽 참고)가 되는지는 아직 확실히 밝혀지지 않았습니다.

032

역류성 식도염이 불면이나 귀 통증도 일으킨다

누웠을 때는 중력의 영향이 없어져서 위산이 역류하기 쉽습니다. 또 자는 동안에는 역류한 위산을 위장으로 돌려보내는 침의 분비가 감소하므로 역류한 위산이 식도에 오랫동안 머무르게 되어 가슴 쓰림 같은 증상이 나타날 수 있습니다. 이런 현상은 수면 중 여러 번 잠에서 깨거나 깊게 잠들지 못하는 불면을 초래합니다.

또 한 가지, 수면 무호흡 증후군도 역류성 식도염 환자에게 불면이 나타나는 이유입니다. 역류성 식도염은 비만인 사람에게 많이 발병합니다. 살이 찐 사람은 목 부분에 쌓인 지방 때문에 똑바로 누우면 기도가 좁아져 호흡이 어려워집니다. 그러면 호흡을 하고자 뇌가 각성하고 그때마다 수면이 중단되기 때문에 숙면했다는 느낌이 들지 않고 수면 부족 상태에 빠지고 맙니다. 취침 중 역류 증상을 조사한 해외 연구에서는 수면 무호흡 증후군 환자는 수면 시간의 21%에서 역류 증상이 나타난 데 비해 일반인은 수면 시간의 약 4%에서만 역류가 발생했습니다.

식도 위쪽에 있는 목, 입은 식도와 이어져 있는 하나의 관입니다. 목에는 이관이라는 얇은 관이 있어 귀와 연결되어 있습니다. 목까지 역류한 위산이 이관을 통해 귀까지 가면 중이염 같은 질병을 일으켜 귀에 통증을 느끼게 됩니다.

참고로 위산이 목으로 역류하면 목에 염증이 일어나 목소리가 갈라지거나 목에 이물감을 느끼게 됩니다.(58쪽 참고) 위산이 입안까지 들어와 치아를 녹이는 일도 있습니다. 또 목은 코와도 연결되어 있어서 위산이 코로 역류하여 콧물이 목으로 넘어가는 증상을 호소하기도 합니다.

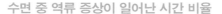

수면 중 역류 증상이 일어난 시간 비율

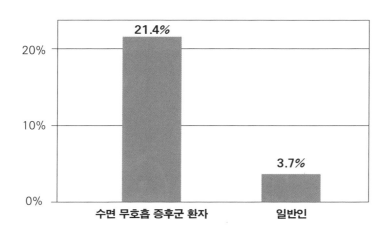

출처: Ing AJ, Ngu MC, Breslin AB. Obstructive sleep apnea and gastroesophageal reflux Am J Med. 2000 Mar 6;108 Suppl 4a:120S-125S.

033

위 절제술 후
역류성 식도염에 걸리는 이유

위 절제술 후에 나타나는 몇 가지 후유증을 '위 절제 후 증후군'이라 합니다. 그중 하나가 바로 역류성 식도염입니다.

위에는 입구(분문)와 출구(유문) 두 군데에 역류 방지 밸브가 있습니다. 분문은 위산의 역류를, 유문은 십이지장에서 담즙이나 췌액의 역류를 막아줍니다.

위암 수술로 분문 쪽을 절제하면 분문이 없어지므로 위산이 식도로 역류하기 쉬워집니다.

유문 쪽을 절제하면 유문의 기능이 사라짐과 동시에 분문 주변의 림프샘도 제거되기 때문에 분문의 기능도 저하됩니다. 그래서 십이지장에서 위장으로 담즙이나 췌액이 흘러들어 식도까지 역류할 가능성이 커집니다. 때에 따라서는 입까지 올라오기도 하는데 이 경우에는 강한 쓴맛을 느끼게 됩니다.

특히 절제하고 남은 분문 쪽 위장과 십이지장 끝을 봉합하여 연결하는 빌로스 I 법(Billroth I)이라는 재건술을 받은 사람은 담즙이나 췌액의 역류가 나타나기 쉽다고 알려져 있습니다.

전체 위 절제술에서는 분문과 유문이 모두 없어져 역류 방지 밸브가 사라집니다. 이때도 담즙이나 췌액이 식도로 역류하기가 쉬워집니다. 풀을 뽑거나 수건을 걸 때처럼 몸을 앞으로 숙이는 자세를 취한다든지 크게 소리를 지르는 등 배에 힘이 들어가면 역류가 발생하기 쉬워지므로 위 수술을 받은 사람은 복압이 높아지지 않도록 주의해야 합니다.

위 절제술 후에는 역류성 식도염에 걸리기 쉽다

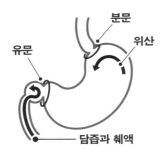

위에는 분문과 유문 두 군데에 역류 방지 밸브가 있다.

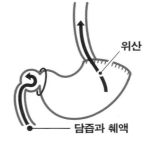

분문 쪽을 절제하면 위산이 식도로 역류하기 쉬워진다.

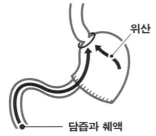

유문 쪽을 절제하면 십이지장 안의 담즙과 췌액이 위에서 식도로 역류하기 쉬워진다.

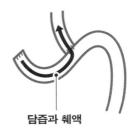

위 전체를 적출하면 십이지장 안의 담즙과 췌액이 식도로 역류하기 쉬워진다.

034

역류성 식도염이
저절로 낫는 경우

식도 점막이 전체적으로 짓무른 심각한 상태의 역류성 식도염은 자연 치유를 기대할 수 없습니다. 그러나 손상 정도가 가볍고 범위가 좁은 상태라면 자연히 치유되는 일도 드물지 않습니다.

경증의 역류성 식도염으로 치료를 받지 않은 사람 105명을 대상으로 5년 반 동안 내시경 검사 소견을 추적한 연구에서는 증상이 심해진 사람은 11%, 증상에 변화가 없는 사람은 60%, 다 나은 사람은 약 30%였다는 결과가 나왔습니다.

또 경증 환자에게는 가슴 쓰림 등의 증상이 있을 때만 약을 먹는 온 디맨드 요법(on-demand therapy, 142쪽 참고)이 시행되기도 합니다.

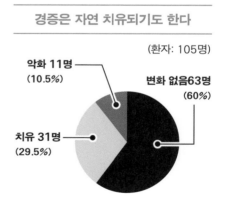

경증은 자연 치유되기도 한다

(환자: 105명)

악화 11명
(10.5%)

변화 없음63명
(60%)

치유 31명
(29.5%)

출처: J Gastroenterol Hepatol 2002;
7:949-954.

035

역류성 식도염으로
생명을 위협받나?

질병에는 생명을 위협하는 악성과 생명에 영향을 미치지 않는 양성이 있습니다. 다행히 역류성 식도염은 양성 질환이므로 걱정할 필요는 없습니다.

그러나 위산 역류로 인해 식도 점막이 반복적으로 손상되면 그 점막이 편평 상피[편평한 세포로 조직된 상피]에서 위 점막과 동일한 원주 상피[원기둥 모양의 상피 세포]로 치환되는 바렛 식도가 되기도 합니다.(73쪽 참고)

문제는 바렛 식도가 식도암 발생 위험을 높인다는 데 있습니다. 다만, 지금까지의 연구에서 바렛 식도와 식도암은 백인 남성에게 많이 나타나며 동양인 유병률은 흑인이나 인도계 인종보다 낮다고 밝혀졌습니다. 일본인이 바렛 식도에서 식도암으로 발전하는 비율은 매우 낮은 편입니다.(75쪽 참고)

그러나 드물지만 식도암으로 발전할 가능성도 분명 있으므로 바렛 식도인지 정기적으로 검사해보는 것이 중요합니다.

036

역류성 식도염이 심해지면
생활의 질이 떨어진다

1주일 동안 1회 이상 역류성 식도염 증상이 나타나면 삶의 질 (QOL)에 악영향을 미친다고 이야기합니다.

식사 때마다 가슴 쓰림이 생기면 식사 자체를 즐기기가 어렵습니다. 일상에서도 증상이 신경 쓰여 집중력이 저하되고 일이나 학업에 지장이 생깁니다. 증상이 더욱 심해지면 회사나 학교에 가기 힘들어질 수도 있습니다. 큰 소리로 노래를 부르면 복압이 상승하여 역류를 유발할 수 있으므로 노래방에 가도 마음껏 즐길 수가 없습니다. 몸을 구부려 정원을 가꾸거나 근력 운동을 할 때 가슴 쓰림을 느끼는 사람은 자연히 그런 동작을 피하게 됩니다. 자려고 침대에 누워도 가슴 쓰림이나 가슴 통증 같은 불쾌한 증상 때문에 수면을 방해받습니다. 밤중에도 이러한 증상들로 여러 번 잠에서 깨고 이는 수면 부족으로 이어집니다.

이처럼 역류성 식도염은 생명을 위협하는 질병은 아니지만 증상에 따라 삶의 질 저하를 불러옵니다. 해외 연구에서는 치료되지 않은 역류성 식도염 환자의 삶의 질이 협심증이나 심부전(경증),

갱년기장애 환자보다 더 낮다고 보고된 바 있습니다. 또 증상이 심할수록 삶의 질은 더 낮게 나타났습니다. 일본에서도 역류성 식도염 환자는 건강한 사람에 비해 정신적·육체적 면에서 모두 삶의 질이 저하되었다는 조사 결과가 있습니다.

삶의 질을 개선하고 인생을 즐기기 위해서라도 역류성 식도염이라는 진단을 받으면 제대로 치료해야 합니다.

역류성 식도염으로 인한 삶의 질 저하

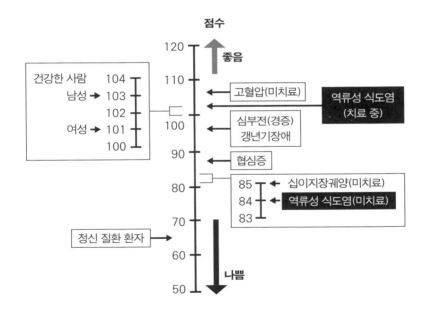

○ 위 표는 환자의 삶의 질을 수치화한 것이다. 이에 따르면 역류성 식도염 환자(미치료)의 삶의 질은 협심증이나 심부전 환자보다도 낮아진 상태이다.
출처: Dimenäs E: Scand J Gastroenterol 28(Suppl 199):18, 1993.

037

역류성 식도염을 방치하면
합병증이 생긴다

역류성 식도염을 방치하면 점막 염증이 진행되어 다양한 합병증을 유발합니다.

그중에서도 가장 잘 알려진 것이 식도 점막 편평 상피가 위 점막과 같은 원주 상피로 치환되는 바렛 식도입니다.(73쪽 참고) 드물게는 이 바렛 식도가 식도암으로 발전하기도 하므로 식도암도 역류성 식도염의 합병증이라고 할 수 있습니다.

식도에 나타나는 합병증으로는 이 밖에도 식도 궤양이나 식도 협착(식도가 좁아지는 현상. 72쪽 참고), 식도 열공 탈장(44쪽 참고)이 있습니다.

식도 외에서 나타나는 대표적 합병증이 수면 장애입니다.(62쪽 참고) 이에 대해서는 여러 국가에서 시행된 수많은 연구에서 역류성 식도염 증상이 있는 사람은 증상이 없는 사람보다 수면 장애를 겪는 비율이 크다는 결과가 나왔습니다.

위산이 목까지 역류하면 인두와 후두에 염증이 발생하여 인후두염이나 후두 폴립(용종), 천식 등이 발병합니다. 천식과 관련하여 진행된 대규모 연구 결과, 역류성 식도염 증상이 있는 사람은 증상이 없는 사람에 비해 1.6~1.97배나 천식에 걸린 사람이 많았습니다.

그 밖에도 부비강염[부비동염, 축농증이라고도 합니다.]이나 폐렴, 중이염, 수면 무호흡 증후군, 치아우식증(산에 의해 치아가 녹는 것)이 합병증으로 나타납니다.

고령자의 경우에는 역류한 위산이 폐로 들어가 흡인성 폐렴을 유발할 수 있으므로 주의가 필요합니다.

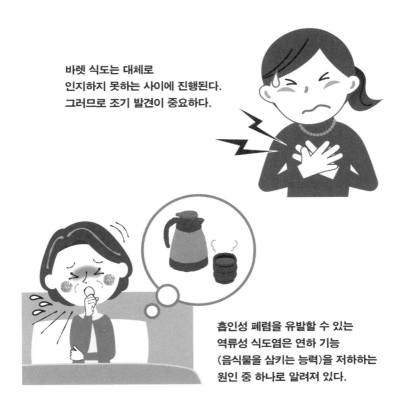

바렛 식도는 대체로
인지하지 못하는 사이에 진행된다.
그러므로 조기 발견이 중요하다.

흡인성 폐렴을 유발할 수 있는
역류성 식도염은 연하 기능
(음식물을 삼키는 능력)을 저하하는
원인 중 하나로 알려져 있다.

038

식도가 좁아져서
음식을 삼키기 힘들어진다

피부에 상처가 생겼을 때를 떠올려 보면, 상처가 나은 뒤에는 피부가 오그라들면서 살이 단단하게 올라와 흉터가 남습니다. 식도 점막에서도 이와 같은 현상이 일어납니다.

위산에 의해 식도 점막에 염증이 생기면 회복 기능이 작용하면서 손상 부위가 치유되는데 이때 점막이 당겨지면서 흉터가 남습니다. 회복 과정이 여러 번 반복되면 흉터는 더욱 수축되면서 올라옵니다.

수축이 세로 방향으로 일어나면 식도 상하 길이가 짧아지고 가로 방향으로 일어나면 식도 내강이 좁아집니다.(식도 협착) 식도가 좁아지면 당연히 음식물을 삼키기가 어려워집니다.

또 식도는 음식물이 들어가면 늘어났다가 줄어들면서 목에서 넘어온 음식물을 위장 쪽으로 보내는데(연동 운동) 식도 협착 등이 일어나면 식도 근육이 딱딱해져 탄력이 저하되기 때문에 연동 운동이 원활하게 이루어지지 않습니다. 그래서 음식물을 삼키기가 어려워지는 것입니다.

039

'바렛 식도'란
무엇인가?

식도 점막은 물고기 비늘처럼 얇고 편평한 '편평 상피'라는 세포로 이루어져 있습니다. 이와 달리, 위와 장의 점막은 세로로 길쭉한 원기둥 모양의 '원주 상피'라는 세포로 구성됩니다. 참고로 피부도 편평 상피로 이루어져 있습니다.

바렛 식도는 식도 하부의 점막이 위의 점막처럼 원주 상피로 변화한 식도를 말합니다.

위산이 역류하면 식도 하부의 점막에 염증(짓무름)이 생깁니다. 그때마다 점막이 회복되는데 역류가 반복해서 일어나면 이 부분의 편평 상피가 위와 장의 점막과 동일한 유형의 원주 상피로 바뀌어버립니다. 이 증례를 1950년대 영국에서 바렛이라는 흉부외과의가 세계적으로 처음 보고한 데서 바렛 식도라는 명칭이 붙었습니다.

바렛 식도는 치환된 편평 상피의 크기에 따라 크게 두 가지로 구분합니다. 치환된 편평 상피가 3센티미터 이상일 때 장분절 바렛 식도, 3센티미터 미만일 때 단분절 바렛 식도라고 합니다. 서구에서는 장분절 바렛 식도가 많이 보고되지만, 일본에서 발견되는 바렛 식도는 대부분 단분절입니다.

바렛 식도는 아주 짧은 것까지 포함하면 일본에서도 역류성 식도염 환자의 30~50%에서 발견된다고 알려져 있습니다.

[우리나라 건강보험심사평가원에 따르면 2021년 우리나라에서 위식도 역류 질환으로 진료받은 환자는 483만 3,042명으로, 우리 국민 11명당 1명은 위산 역류로 고통받는 셈입니다.]

바렛 식도 자체는 악성이 아니며 일반적으로 적극적인 치료를 진행하지는 않습니다. 그러나 바렛 식도는 식도암으로 발전할 가능성이 있습니다. 그러므로 바렛 식도를 진단받으면 정기적으로 내시경 검사를 받아보는 편이 좋습니다.

바렛 식도의 점막

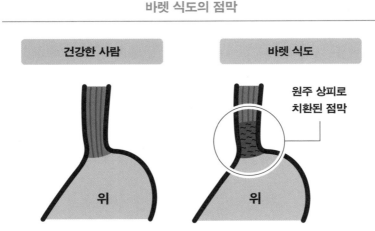

바렛 식도는 식도 하부 점막이 위 점막과 동일한 유형인 '원주 상피'로 치환된 식도를 말한다.

040

바렛 식도는
식도암으로 발전할 수 있다

바렛 식도, 특히 원주 상피로 치환된 점막이 3센티미터 이상인 장분절 바렛 식도가 있을 때 식도암 발생 위험이 커집니다. 게다가 그 암은 식도 선암이라는 특수한 유형입니다.

암으로 발전할 가능성이 있다는 말만 들어도 걱정이 될 수 있겠지요. 그러나 그 위험성은 연간 0.3% 정도이며 일본인에게는 대부분 단분절 바렛 식도가 발견되므로 식도 선암으로 발전될 확률은 무척 낮습니다.

그렇다고 해도 식도암은 치료 후 5년간 생존율이 그리 높지 않은 난치성 암입니다. 그러니 바렛 식도가 생기기 전에 역류성 식도염을 치료하고 바렛 식도가 나타나면 정기적으로 검사를 받아 암을 조기에 발견하려는 노력이 필요합니다.

바렛 식도는 한번 발생하면 개선되기 어렵기 때문에 위산 분비 억제제로 위산 역류를 방지하여 상태가 진행되지 않도록 막아야 합니다.

041

역류성 식도염으로 가슴과 목에 가려움 같은 증상이 나타나면?

역류성 식도염으로 가려움이 나타나는 일은 없지만 가려움을 동반하는 질환이 역류성 식도염을 유발할 수는 있습니다. 그중 한 가지가 피부가 딱딱해지는 전신 경화증입니다. 전신 경화증은 질병으로부터 몸을 지키는 면역시스템에 이상이 생겨 자기 몸을 공격하는 자가면역질환 교원병 가운데 하나입니다. 피부가 서서히 딱딱해지는 것이 큰 특징으로 그사이 가려움과 통증을 동반합니다. 전신 경화증이 발병하면 소화기에 변화가 나타나기도 합니다. 이때 이상이 가장 흔히 발견되는 곳이 식도입니다. 식도의 근육이나 하부 식도 괄약근 조직이 딱딱해지면 역류가 증가할뿐더러 연동 운동(내용물을 밀어 보내는 운동)이 제대로 이루어지지 않습니다. 그래서 역류한 위액이 식도에 머무르기 쉬워서 비교적 중증의 역류성 식도염이 발생합니다. 전신 경화증을 포함하여 교원병은 여성에게 많이 발병합니다. 역류성 식도염이 심한 여성은 이 배경에 교원병이 숨어 있을 가능성이 있으므로 전문의와 상담하여 자세히 검사해보는 편이 좋습니다.

3장

역류성 식도염의
검사·진찰·진단

042

가슴 쓰림과 산 역류 증상이 있어 역류성 식도염이 의심될 때

역류성 식도염이 의심될 때 가야 할 진료과는 내과·소화기내과·위장관외과 등입니다. 소화기센터가 설치된 병원도 있습니다. 이러한 진료과에서는 증상에 관한 약을 처방하거나 필요에 따라 내시경 검사를 시행합니다.

가슴 쓰림, 산 역류(위액이 역류하여 목과 입에서 신맛을 느끼는 것) 등의 전형적인 증상이 주로 나타나면 역류성 식도염일 가능성을 떠올리지만, 음식물을 삼키기 어렵거나 목에 이물감이 있는 등 식도 외의 증상이 나타날 때는 목과 관련된 질병을 우려해 이비인후과를 찾아가기도 합니다. 이비인후과에서는 코에 가느다란 내시경을 넣어 목을 관찰하는데 이때 이상이 없음을 확인한 후 역류성 식도염을 진단하는 경우도 있습니다.

만성 기침이나 천식이 있으면 호흡기과에, 가슴 통증이 있으면 순환기과에 방문하는 사례도 많습니다. 만약 호흡기나 순환기에 이상이 발견되지 않으면 역류성 식도염의 증상일 가능성이 있습니다. 증상이 계속되면 전문의에게 진찰을 받아보길 바랍니다.

043

역류성 식도염이 의심되면
꼭 대학병원에 가야 하나?

큰 병원도 좋지만 역류성 식도염의 증상이 나타났다면 우선 가까운 병원에서 진료를 받아도 괜찮습니다. 증상을 완화하기 위해 위산 분비 억제제를 처방하여 상태를 지켜보기도 하고 정기적으로 식도·위 검사를 받지 않거나 심한 증상이 오래 지속된 사람에게는 내시경 검사를 권합니다. 동네 병·의원은 대부분 대학병원과 같은 큰 규모의 의료기관과 연계되어 있어 자세한 검사나 수술 등의 치료가 필요한 경우에는 적절한 병원을 소개해줍니다. [우리나라에서도 대학병원과 같은 3차 병원에서 진료를 받고자 할 때는 1, 2차 병원의 소견이 적힌 진료의뢰서가 필요합니다. 진료의뢰서가 없을 때는 특수한 경우 외에는 건강보험이 적용되지 않아 진료비 전액을 환자가 부담합니다.]

역류성 식도염 치료의 기본은 식습관을 포함한 생활방식 개선과 약물 치료입니다. 장기간 약 복용이 필요한 경우도 적지 않습니다. 이처럼 오랜 기간 정기적으로 진료를 받기에는 집이나 직장에서 가깝고 대기 시간이 짧은 근처 병·의원이 편리합니다. 물론 자신에게 잘 맞는 의사에게 진료를 받는 것도 중요합니다.

044

역류성 식도염은 반드시
내시경 검사를 받아야 하나?

역류성 식도염 진단에서는 증상에 대한 상세한 정보가 중요합니다. 역류성 식도염에 걸리면 가슴 쓰림과 산 역류(위액이 역류하여 목과 입에서 신맛을 느끼는 것)라는 전형적인 증상 이외에도 역류에 관련된 다양한 증상이 나타날 수 있습니다. 또 기능성 위장 장애(46쪽 참고) 증상이 동반되기도 합니다. 정확히 진단하고 환자가 힘들어하는 증상을 놓치지 않기 위해서는 질문표를 활용하는 것이 효과적입니다. 일상 진단에서는 환자가 설문지에 직접 답변하는 방식을 활용하기도 합니다.(83쪽 참고)

내시경 검사를 반드시 시행하지는 않습니다. 위식도 역류 질환 진료 지침에서도 역류성 식도염이 의심되는 증상에 대해 위산 분비를 억제하는 양성자 펌프 억제제(Proton-Pump Inhibitors, PPI)의 투약 치료를 시행하고 증상이 개선되면 경과를 관찰한다는 선택지를 제시합니다. 이러한 방법을 진단적 치료라고 합니다.(85쪽 참고) 이로써 증상이 개선되어 재발하지 않으면 일시적 증상으로 판단하고 치료를 종료합니다. 일반 진료나 건강 검진 등으로 식도와 위 검사(엑스레이 검사와 내시경 검사)를 받는 사람에게는 이러한 치료가 안전하게 시행됩니다. 그리고 증상이 개선되지 않는 경우, 개선되었던 증상이 다시 재발한 경우 등에는 내시경 검사를 진행합니다. 문진 등으로 역류성 식도염 이외의 질병이 의심되거나 식도와 위 검사를 거의 받지 않은 사람, 역류성 식도염으로 진단받았더라도 식도 점막의 손상 정도를 확인해야 할 때는 내시경 검사를 시행합니다. 이에 따라 암 또는 궤양 같은 다른 질병이 없는지 역류성 식도염인지 비미란성 위식도 역류 질환(26쪽 참고)인지 판단할 수 있습니다.

역류성 식도염의 진단 흐름도

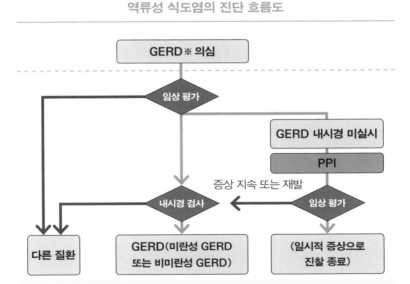

○ GERD는 위식도 역류 질환을 가리킨다(gastroesophageal reflux disease, 24쪽 참고)(출처: 《위식도 역류 질환 진료 가이드라인》, 2015)

045

역류성 식도염 문진의 내용

역류성 식도염일 가능성을 고려하기 위해 특히 증상을 참고합니다. '언제부터 증상이 시작되었는지', '어떤 증상이 어떤 상황에서 일어나는지', '강도는 어느 정도인지', '증상이 나타나면 얼마나 지속되는지', '얼마나 자주인지', '역류성 식도염 외 다른 증상은 없는지' 등을 확인합니다.

역류성 식도염과 유사한 증상이 발생하는 다른 질병과 구별하기 위해서는 '심장병이나 호흡기 질환에 걸린 적 있는지', '교원병 등 자가면역질환이나 고혈압, 당뇨병을 치료 중인지' 질문합니다.

또한 역류성 식도염은 약물 치료가 기본이 되므로 현재 복용하는 약이나 알레르기 유무를 확인합니다.

증상 이외에도 생활은 규칙적인지, 과로나 스트레스가 많은지, 흡연이나 음주 같은 기호품 섭취 여부와 섭취량, 기호 음식(고지방식, 매운 음식, 감귤계, 고구마 등 덩이뿌리 채소, 초콜릿, 커피, 탄산음료 등)의 종류, 먹는 방법(과식, 빨리 먹기)에 대해서도 묻습니다.

046

병원에서 문진 시 활용하는 역류성 식도염 체크 리스트

가슴 쓰림과 산 역류(위산이 역류하여 목과 입에서 신맛이 느껴지는 것)는 역류성 식도염의 특징적인 증상이지만 때로는 위 통증, 더부룩함, 목소리 갈라짐, 기침 등 언뜻 식도와는 관계가 없어 보이는 증상이 나타나기도 합니다. 따라서 증상을 주의 깊게 살펴볼 필요가 있습니다. 증상을 알아보는 수단으로 지금까지 국내외에서 다양한 설문지가 개발되었습니다. 이 설문 조사만으로 60~70% 정도 진단이 가능하다고 알려져 있습니다.

일본 진료 현장에서 흔히 사용되는 것 중 하나가 일본에서 개발된 'FSSG(Frequency Scale for the Symptoms of Gastroesophageal reflux disease, F스케일 문진표)'입니다. 12항목으로 구성되어 있으며 1·4·6·7·9·10·12번은 위산 역류와 관련된 증상이고, 2·3·5·8·11번은 위의 운동 이상과 관련된 증상입니다. 점수가 8점 이상이면 역류성 식도염일 가능성이 크다고 판단합니다.

다만, FSSG와 같은 설문 결과만으로 확정 진단을 하지는 않습니다. 진단 확정에는 내시경 검사가 필요합니다.(87쪽 참고)

역류성 식도염 FSSG 설문

아래의 증상(12항목)이 있습니까?

증상 정도를 고려해 해당하는 숫자에 ○ 표시해주세요.

증상		기입란				
		증상없음	아주가끔	가끔	자주	늘
1	가슴 쓰림이 있습니까?	0	1	2	3	4
2	배가 부풀어 오르는 일이 있습니까?	0	1	2	3	4
3	식후 위가 더부룩한 느낌이 있습니까?	0	1	2	3	4
4	자기도 모르게 손바닥으로 가슴을 문지르는 일이 있습니까?	0	1	2	3	4
5	식후 속이 안 좋아진 적이 있습니까?	0	1	2	3	4
6	식후에 가슴 쓰림이 일어납니까?	0	1	2	3	4
7	목에 불편함(따끔따끔한 느낌)이 있습니까?	0	1	2	3	4
8	식사 중 배가 가득 찬 느낌이 든 적이 있습니까?	0	1	2	3	4
9	음식을 삼킬 때 목에 걸리는 느낌이 납니까?	0	1	2	3	4
10	신물(위산)이 올라온 적이 있습니까?	0	1	2	3	4
11	트림이 자주 나옵니까?	0	1	2	3	4
12	몸을 앞으로 숙이면 가슴이 쓰립니까?	0	1	2	3	4

소계 ☐ + ☐ + ☐ + ☐

총합계 점수 = ☐

○ 진단

합계 점수가 8점 이상이면 역류성 식도염(위식도 역류 질환)일 가능성이 크다.

출처: Kusano M, et al.:J Gastroenterology.,39,888(2004)

047

역류성 식도염 치료와 진단을 겸하여 위장약을 처방받았다면 어떤 상황인가?

역류성 식도염의 가슴 쓰림 같은 정형적인 증상이 주로 나타나고 증상이 심하지 않으면서 지속 기간도 길지 않아 악성 질환일 가능성이 작을 경우, 환자가 고령이라서 내시경 검사가 부담된다면 위장약을 처방하여 1~2주 후 역류성 식도염 치료 효과를 보고 역류성 식도염인지 아닌지 판단하기도 합니다.

처방되는 위장약은 역류성 식도염 치료에 사용되는 위산 분비 억제제인 양성자 펌프 억제제(Proton-Pump Inhibitors, PPI)입니다. PPI 복용으로 증상이 개선되면 환자에게 약의 효과가 있는 것으로, 다시 말해 위에서 식도로의 위산 역류가 증상의 원인이라고 판단합니다. 이처럼 의심되는 질병에 대해 검사하기 전에 치료를 시행하여 증상이 개선되면 이에 따라 진단하는 치료를 '진단적 치료'라고 하며 사용하는 약 이름을 따서 PPI 테스트라고 부르기도 합니다.

진단적 치료는 약을 먹기만 하면 되므로 몸에 부담이 적고 간단하며 비용이 적게 든다는 장점이 있습니다. 한편 위궤양이나 위암, 식도암 등일 때도 PPI를 복용하면 증상이 일시적으로 개선되는 사례가 있습니다. 그 경우에는 역류성 식도염으로 잘못 진단하여 심각한 질병의 발견이 늦어질 수도 있습니다.

048

내시경 검사를 통해
알 수 있는 것

내시경 검사는 소화기 안쪽으로 점막 상태를 직접 관찰하여 이상 유무를 알아보는 검사법입니다. 맨 앞에 렌즈가 붙어 있는 가느다란 관을 입 또는 코로 삽입하여 렌즈 위치와 방향을 바꿔가면서 모니터에 비치는 식도나 위 점막을 관찰합니다.

내시경 검사로는 목부터 십이지장 사이에 역류성 식도염 이외의 질병(암이나 궤양 등)이 없는지 확인할 수 있습니다. 역류성 식도염에 대해서는 염증의 유무와 크기, 색의 변화를 파악함으로써 역류성 식도염의 진행 정도를 알아볼 수 있습니다.(92쪽 참고)

역류성 식도염의 원인이 되는 식도 열공 탈장(44쪽 참고) 유무와 정도를 확인하거나 위산이나 담즙의 역류로 인해 식도 점막이 변화되어 식도암의 원인이 되는 바렛 식도(73쪽 참고) 발생 여부를 파악하는 것도 가능합니다. 단, 역류성 식도염의 증상이 있어도 비미란성 위식도 역류 질환(26쪽 참고)과 같이 점막에 염증이 없는 경우는 내시경 검사로 이상을 발견할 수 없습니다.

049

경구 내시경 검사와
경비 내시경 검사

내시경 검사를 받고 나서 불편감과 통증을 호소하는 사람이 많습니다. 경구 내시경 검사에서는 목에 마취를 하고, 경비 내시경 검사에서는 비강에 마취를 합니다. 하지만 통증이나 불쾌감이 느껴지면 그런 고통을 경감하기 위해서 진정제를 사용하기도 합니다. 진정제는 정맥주사로 투여합니다.[수면내시경]

진정제가 투여되면 불안이나 긴장이 완화되어 편안하게 검사를 받을 수 있습니다. 진정제 효과에는 개인차가 있어서 깜빡 조는 사이 검사가 끝나는 사람도 있는가 하면 여전히 약간의 불편함을 느끼는 사람도 있습니다. 진정제로 인해 혈압이 낮아지거나 호흡이 약해지는 경우도 있으므로 검사 중 호흡 상태, 혈압, 맥박 등을 확인합니다.

검사 후 1~2시간이 지나면 대체로 정신이 맑아지나 진정제의 효과가 지속되어 머리가 멍한 상태가 한동안 이어지기도 합니다. 검사를 받은 날은 자동차나 자전거 운전을 하면 위험하므로 삼가는 편이 좋습니다.

050

바륨을 마시고 진행하는
위 엑스레이 촬영 검사

바륨을 활용한 엑스레이 촬영 검사(위장 조영 검사)에서는 식도 점막에 부착한 바륨의 그림자를 엑스선 투시 장치로 관찰합니다. 그리고 비치는 식도의 형태를 확인하여 식도 질환(암이나 궤양, 협착 등)을 진단합니다. 또 식도 열공 탈장(44쪽 참고) 유무와 유형, 중증도를 알 수 있습니다. 식도 열공 탈장이 있으면 위산 역류가 일어나기 쉬우므로 역류성 식도염 발생 가능성도 판단 가능합니다.

또 검사 중에 몸을 숙였을 때 위에서 식도로 바륨의 역류가 관찰될 때도 역류성 식도염일 가능성이 크다고 판단합니다.

엑스레이 검사의 장점은 진정제가 필요 없고 고통이 적다는 점입니다. 이전에는 바륨을 마시기 힘들어하는 사람이 많았으나 지금은 바륨에 맛과 향이 더해져 마시기가 한결 편해졌습니다.

단, 엑스레이 촬영 검사로 점막 손상 유무나 중증도는 알 수 없으므로 역류성 식도염이라고 정확히 진단하기 위해서는 내시경 검사가 필요합니다.

051

내시경 검사를 받을 때
주의할 사항

위장 조영 검사(위 바륨 검사)를 받을 때도 마찬가지인데 위 내시경 검사는 위장이 비어 있지 않으면 검사가 제대로 진행되지 않습니다. 그러므로 검사 전날 저녁에는 늦어도 밤 8시 전까지는 식사를 마쳐야 합니다. 이때 소화가 잘되는 식사를 조금만 먹고 기름진 음식이나 술은 피합니다. 저녁 식사를 마친 후에는 물 또는 차만 마실 수 있습니다.

검사 당일 아침 식사는 거르고 물 이외의 음료도 마시지 않습니다. 흡연도 금물입니다. 평소 복용하는 약은 약 종류에 따라 검사 당일 거르는 편이 좋을 수도 있고 평소대로 복용하는 편이 좋을 수도 있습니다. 복용하는 약이 있다면 미리 의사에게 확인해야 합니다.

병원에 따라서는 검사복으로 갈아입고 내시경 검사를 받기도 합니다. 그렇지 않은 경우에는 몸에 꽉 끼지 않는 넉넉한 옷을 입고 가는 것이 좋습니다. 침이나 검사 시 사용하는 색소로 옷이 더러워질 수도 있으므로 고가의 옷은 피합니다.

검사를 받을 때는 긴장하여 자기도 모르게 몸에 힘이 들어가기도 합니다. 너무 무서워하지 말고 편안한 마음으로 긴장을 풀고 검사를 받습니다. 검사 중에 침을 삼키면 목이 막히므로 침이 나오면 삼키지 말고 입으로 그대로 흘러나오도록 둡니다.

마취가 충분히 풀리기 전에는(1시간 정도) 오연(삼킨 음식물이 기도로 들어가는 것)의 위험을 피하기 위해 음식 섭취가 금지됩니다. 넉넉히 시간을 두고 우선 소량의 물을 마셔보고 목 막힘 없이 잘 삼켜지는지 확인한 후에 음식물을 섭취합니다. 검사 시에 '생검'이라 하여 조직 일부를 채취한 경우에는 검사 당일 알코올이나 자극적인 음식은 피하고 소화가 잘되는 부드러운 음식을 먹는 것이 좋습니다.

내시경 검사 받기 전 주의점

전날	당일

당일
- ✕ 아침 식사는 먹지 않는다.
- ✕ 물 외에는 마시지 않는다.
- ✕ 흡연하지 않는다.

전날
- 저녁 식사는 밤 8시까지 마친다.
- 소화가 잘되는 음식을 먹는다.
- 알코올은 삼간다.
- 이후에는 물과 차 외에는 마시지 않는다.

당일
- 복용하고 있는 약을 먹어도 되는지 의사와 미리 상담한다.
- 넉넉하고 편안한 옷을 입는다.

052

역류성 식도염의 중증도를 알 수 있는 '로스앤젤레스 분류'란?

내시경 검사에 따라 역류성 식도염 중증도를 판단하는 방법에 대해서 지금까지 다양한 분류법이 제창되었습니다. 1994년 로스앤젤레스에서 개최된 세계 소화기학 학술대회(The World Congress of Gastroenterology, WCOG)에서 소개되어 현재 세계적으로 널리 사용되는 방법이 로스앤젤레스 분류입니다. 이 분류법이 기존 방법과 다른 점은 식도의 미란·궤양이 아니라 점막 손상을 파악하는 방식이라는 점입니다. 점막 손상의 가로세로 넓이에 따라 A~D 4등급으로 분류하고 A와 B는 경증, C와 D는 중증으로 구분합니다. 위산 역류의 정도, 가슴 쓰림의 중증도와 치료의 반응성 등과도 연관이 있어 신뢰성 높은 분류법으로 평가받습니다.

이에 더해, 전혀 소견을 인정하지 않는 N과 A등급 사이에 점막 손상은 없으나 점막의 백탁, 비후, 발적 등의 색 변화가 확인되는 M등급을 추가하는 분류법을 니혼의과대학 호시하라 요시오 교수가 제창하여(개정 로스앤젤레스 분류) 일본에서 널리 사용되고 있습니다.

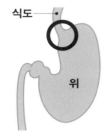

식도 — •

위

역류성 식도염의 중증도 판정에는 내시경 검사에 따른 개정 로스앤젤레스 분류가 널리 쓰인다. 내시경 검사의 소견에서 식도에 변화가 없으면 N등급이다. 등급이 M→A→B→C→D로 진행됨에 따라 중증임을 나타낸다.

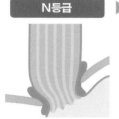

N등급 ▶

증상이 있어도 내시경으로 변화가 확인되지 않는다.

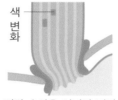

M등급 ▶

색 변화

점막 손상은 없지만 점막의 백탁, 비후, 발적 등 색 변화가 확인된다.

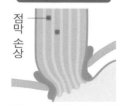

A등급 ▶

점막 손상

점막 손상 길이가 5밀리미터 이하이다.

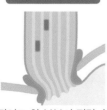

▶ B등급 ▶

적어도 한 부분의 점막 손상 길이가 5밀리미터 이상이다.

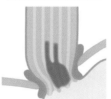

▶ C등급 ▶

점막 손상이 2열 이상 점막 주름에 연속해서 퍼져 있으며 식도 둘레의 75% 미만이다.

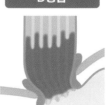

▶ D등급

점막 손상이 식도 둘레의 75% 이상 나타난다.

053

식도 산도 검사란?

식도 산도 검사는 '위액에 포함된 위산의 강도'와 '위산이 어느 정도 식도로 역류했는지' 더 나아가 '역류한 위산이 식도에 얼마나 오래 머물렀는지' 확인하는 검사입니다. 24시간 동안의 pH(22쪽 참고) 변동을 측정하기 위해 검사는 통상 1박 입원하여 진행합니다. [24시간 식도 산도 검사, 24시간 보행성 식도 산도 검사라고도 합니다.]

검사에서는 센서가 부착된 지름 약 2밀리미터의 카테터(가는 관)를 코로 삽입합니다. 그런 다음 엑스레이 투시로 튜브의 위치를 확인하고 튜브를 고정한 후 측정을 시작합니다. 카테터 삽입 시 코와 목에 가벼운 통증이나 이물감을 느낄 수 있습니다.

삽입 후에는 튜브와 접속한 기록 장치를 휴대해야 합니다. 기록 장치는 소형화되어 휴대하기 편하며 식사 또는 증상과 식도 내 pH 변화의 관계를 기록하고 분석할 수 있습니다.

식사나 활동에 별다른 제한은 없지만 측정 중 목욕은 삼가야 합니다.

보통 식도 내 산성도는 pH6 정도로 중성인데 pH4 이하이면 위산 역류가 일어났다고 판단합니다.

검사에서는 역류가 지속되는 시간도 중요한 지표가 됩니다. 건강한 사람도 식후에는 일시적으로 경미한 역류를 보입니다. 24시간 중 식도 내 산도가 pH4인 시간이 5% 이상이면 비정상적 위산 역류로 진단합니다.

최근에는 임피던스 식도 산도 검사가 증가하고 있습니다. 기존의 산도 검사에서는 위산의 역류만 파악 가능했으나 식도 내 전기 저항 변화를 측정하는 임피던스 산도 검사로는 위산 이외의 액체나 기체의 역류도 감지할 수 있습니다. 위식도 역류 질환 환자 중에는 위산 분비 억제제인 양성자 펌프 억제제(PPI)를 사용해도 증상이 개선되지 않아 어려움을 겪는 사례가 종종 있습니다. 이런 경우에 임피던스 산도 검사로 위산 역류와 증상의 관련성을 판단할 수 있습니다. 증상과 역류에 관련성이 발견되지 않으면 다른 질병일 가능성을 고려하여 검사와 치료를 진행해야 합니다.

식도 산도 검사

코로 관을 넣어서 어깨에 거는 형태의
기록 장치를 휴대한다.

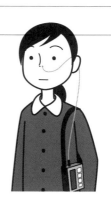

054

식도 운동 기능 검사란?

연하 작용으로 목을 통과하여 식도로 들어간 음식물은 식도의 근육이 늘어났다가 줄어드는 연동 운동에 의해 위장으로 옮겨집니다. 또 식도와 위의 접합부인 하부 식도 괄약근은 평소에는 수축하여 위 내용물이 식도로 역류하는 것을 막아주지만 음식물이나 음료가 목을 통과할 때는 느슨해져 연동 운동으로 운반되어 온 음식물과 음료가 위장으로 가기 쉽게 만들어줍니다. 이러한 식도의 연동 운동이 제대로 이루어지지 않으면 역류성 식도염과 비슷한 가슴 쓰림이나 가슴이 막힌 느낌, 가슴 통증 등을 느낍니다.

식도 운동 기능 검사(식도 기능 검사)는 주로 증상을 호소하는데도 내시경 검사로는 이상이 발견되지 않을 때, 또 위산 분비 억제제인 양성자 펌프 억제제(PPI)를 복용해도 증상이 계속될 때 시행됩니다.

식도 운동 기능은 식도 내압에 반영되므로 식도 운동 기능 검사에서는 식도의 내압을 측정합니다. 그래서 이 검사를 식도 내압 검사라고도 합니다.

식도 운동 기능 검사에서는 압력을 감지하는 센서가 일정 간격으로 부착된 지름 4밀리미터 정도의 카테터(얇은 관)가 사용됩니다. 예전에는 압력 센서가 6~8채널로 적었으나 최근에는 36~40채널로 늘어나 압력을 상세하게 측정 및 분석할 수 있는 고해상도 식도 내압 측정검사(high resolution manometry)가 가능해져서 식도 운동 장애의 검출과 유형 구분이 제대로 이루어질 수 있게 되었습니다.

카테터를 코에서 위 안까지 삽입하는데 이때 다소의 통증과 이물감이 느껴지기도 합니다. 카테터의 맨 앞부분이 위 안에 도달하면 일정 간격으로 소량의 물을 마십니다. 이로써 나타나는 식도의 수축 강도나 전달 방식을 카테터의 센서가 파악하면서 식도 운동 기능 장애 유무나 유형을 확인합니다. 검사에 필요한 시간은 30분 정도입니다.

이 검사는 식도 이완 불능증(104쪽 참고)의 진단에도 유용합니다.

식도 운동 기능 검사 장치

식도 운동 기능 검사는 식도 내압 검사라고도 한다. 식도에 삽입하는 카테터에는 다수의 센서가 장착되어 있어서 상세한 내압 측정이 가능하다.

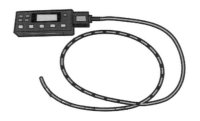

055

건강 검진으로 역류성 식도염을 발견할 수 있나?

일반적으로 건강 검진에는 상부 소화기 내시경 검사 항목이 포함됩니다. 바륨을 활용한 엑스레이 검사 또는 내시경 검사 중 한쪽만 시행하기도 하고 두 검사를 모두 시행하기도 합니다. 이때 내시경 검사를 시행하면 역류성 식도염에 따른 점막 손상을 확실하게 발견할 수 있습니다.

한편, 위장 조영 검사로는 역류성 식도염일 가능성을 확인하는 데 그치기 때문에 진단을 확정하기 위해서는 내시경 검사가 필요합니다. 또 식도 열공 탈장이나 식도로의 역류 소견이 보일 때는 정밀검사가 필요할 수 있습니다.

건강 검진에서 치료나 정밀검사가 필요하다는 결과가 나와도 증상이 없으니 괜찮다고 대수롭지 않게 넘기거나 다소 증상이 있어도 바쁘다는 이유로 방치하는 사람이 있습니다. 그러면 질병을 조기에 발견해서 상태가 심각하지 않을 때 치료한다는 건강 검진의 장점을 살리지 못합니다. 심각한 병이 숨어 있을 수도 있으므로 이러한 결과가 나오면 반드시 검사를 받아보길 바랍니다.

056

골다공증과
역류성 식도염

　골다공증이란 골량이 감소하여 뼈에 구멍이 생기면서 뼈가 약해지는 질환입니다. 골다공증 상태에서는 척추가 눌려서 압박 골절이 발생하기 쉽습니다. 척추가 압박 골절을 일으키면 등이 둥글게 굽어 이른바 새우등이 됩니다.

　등이 구부정하면 위가 압박을 받기 때문에 역류성 식도염 발생 위험이 커집니다. 골다공증 그 자체가 역류성 식도염을 발병시킨다기보다 골다공증으로 압박 골절이 일어나 등이 구부정해질 가능성이 커지면서 역류성 식도염 발병에 영향을 줍니다. 이로써 골다공증이 역류성 식도염의 발병 위험을 높이는 것입니다.

　그러므로 뼈를 만드는 데 필요한 칼슘과 비타민D 등 영양소를 적극적으로 섭취하여 골다공증을 예방하고 자세에 신경 써서 등을 곧게 펴는 습관을 기르는 것이 중요합니다. 평소 등 근육을 강화하면 굽은 등 때문에 역류성 식도염이 발생하는 일을 예방할 수 있습니다.

057

당뇨병이나 교원병도
역류성 식도염의 원인

당뇨병이나 교원병(특히 전신 경화증. 76쪽 참고)을 앓는 사람은 역류성 식도염에 걸리기 쉽다고 알려져 있습니다.

원인으로는 침 분비량의 감소, 식도 수축력의 약화에 따라 역류한 식도가 장시간에 걸쳐 식도 내에 정체하는 것(식도의 청소 기능 저하)을 들 수 있습니다. 또 하부 식도 괄약근의 압력이 저하되고 위에서 소장으로 가는 내용물 배출이 지연됨에 따라 위산 역류가 일어나기 쉬워지는 것도 원인입니다.

식도 점막의 지각이 둔해져서 위산이 역류해도 증상을 느끼지 못하는 것도 역류성 식도염을 악화하는 원인 중 하나로 꼽힙니다.

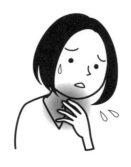

교원병은 여성 유병률이 높다.
역류성 식도염을 유발하기 쉽다.

058

역류성 식도염을
일으키는 약들

하부 식도 괄약근을 느슨하게 만들어 역류성 식도염의 원인이 되는 약으로 잘 알려진 것이 고혈압 치료 등에 사용되는 칼슘 길항제(103쪽 참고)입니다. 구체적으로는 니페디핀(상품명 '아달라트' 등), 암로디핀베실산염(상품명 '노바스크', '암로딘' 등)이 있습니다. [국내 동일 상품명의 '암로딘정'의 성분은 '암로디핀말레산염']

칼슘 길항제와 마찬가지로 고혈압 치료와 협심증 치료에 쓰이는 알파 차단제나 질산염 제제도 역류성 식도염의 발병 위험을 높인다고 알려져 있습니다.

알파 차단제로는 염산프라조신(상품명 '미니프레스'), 염산부나조신(상품명 '데탄톨') 등이 있습니다. 질산염 제제로는 심장 발작이 발생했을 때 사용하는 설하정[혀 아래에 넣어 복용하는 알약]인 니트로글리세린(상품명 '니트로펜')[국내 미판매. 국내 주요 상품은 명문제약의 '니트로글리세린 설하정']입니다.

그 밖에도 천식 치료제인 베타 자극제(상품명 '멥틴', '베네토린')[국내 미판매. '베네토린'과 성분이 동일한 국내 판매 상품은 글락소스미스클라인

사의 '벤토린에보할러'], 항불안제인 벤조디아제핀 계열의 디아제팜 (상품명 '셀신', '호리존' 등)[국내 미판매. 국내 주요 상품은 명인제약의 '디아제팜'] 복용에도 주의가 필요합니다.

059

고혈압 같은 지병 때문에 복용하는 약이 역류성 식도염의 원인

고혈압이나 협심증 치료에 널리 쓰이는 약으로 칼슘 길항제가 있습니다.

칼슘은 뼈와 치아의 재료로 잘 알려져 있으나 그 외 체내 조직에도 미량 존재하며 근육의 수축 등에서 중요한 역할을 합니다.

칼슘 길항제는 혈관 근육에 대한 칼슘의 작용을 억제하고 혈관을 느슨하게 만들어 혈압을 낮추는 효과가 있습니다. 또 일부 칼슘 길항제에는 심장에 영양을 운반하는 관동맥을 확장하는 작용이 있어 협심증 치료에도 사용됩니다.

식도 근육이 수축할 때도 칼슘이 필요합니다. 칼슘 길항제를 복용하면 식도와 위의 연결 부위에서 평소에는 수축 상태로 있어야 할 하부 식도 괄약근이 느슨해집니다. 이로써 위산 역류가 발생하여 역류성 식도염을 유발합니다.

역류성 식도염의 원인이 되는 약은 칼슘 길항제뿐만이 아닙니다.(101쪽 참고) 복용 중인 약이 있는데 가슴 쓰림 등의 증상이 나타날 때는 가까운 병원에 방문하여 상담하기 바랍니다.

060

식도 이완 불능증과
역류성 식도염의 차이

음식물을 삼키기가 힘들고 가슴 통증이 나타나는 등 역류성 식도염과 비슷한 증상을 보이는 질병 중 하나가 '식도 이완 불능증'입니다.

역류성 식도염은 평소 꽉 조인 상태로 위액의 역류를 막아줘야 할 하부 식도 괄약근이 느슨해져서 역류가 나타나는 것이 주된 원인입니다. 식도 이완 불능증은 반대로 음식물을 삼켰는데도 하부 식도 괄약근이 느슨해지지 않고 계속 조여 있어서 '음식물이 위장 쪽으로 내려가지 못하는 상태'입니다. 이것이 식도 이완 불능증과 역류성 식도염의 큰 차이점입니다.

보통 음식물을 삼키면 식도에서 연동 운동(내용물을 밀어 보내는 운동)이 일어나고 동시에 하부 식도 괄약근이 느슨해짐으로써 음식물이 위 안으로 원활하게 들어갑니다. 그러나 식도 이완 불능증일 때는 음식을 삼켜도 하부 식도 괄약근이 조여 있어 음식물을 위장 쪽으로 밀어 보내는 식도의 수축력이 약해집니다. 이때 음식물이 제대로 이동하지 못하고 식도 내에 머무르게 됩니다. 식도에 쌓인 음식물이 입으로 넘어오는 일도 있습니다. 또 심근경색 발작으로 오인할 만큼 강한 가슴 통증이 발생하기도 합니다. 상태가 악화하면 제대로 식사하기가 어려워 몸무게가 감소합니다.

바륨을 이용한 조영 검사를 시행해보면 식도가 두껍게 확장된 상태임이 확인됩니다. 보통은 바륨을 삼키면 곧바로 위장으로 들어가야 하는데 식도 이완 불능증에서는 한동안 식도 안에 정체되어 좀처럼 위로 내려가지 않습니다. 발생 빈도는 10만 명 중 1명으로 흔치 않은 질병입니다. 그러나 식도 이완 불능증일 가능성을 고려한 검사를 진행하지 않을 뿐 실제로 환자 수는 더 많을 것으로 보입니다. 소아부터 고령자까지 모든 연령층에서 발병하나 특히 30~50대에서 많이 발견됩니다. 성별에 따른 유병률 차이는 없습니다.

원인에 대해서는 바이러스 감염이나 면역계 이상 등 다양한 설이 있지만 어떤 것도 설명이 충분치 않아 정확히는 파악되지 않았습니다.

식도 이완 불능증은 식도암 발병 위험이 있으므로 내시경 검사를 통해 식도의 이상 여부를 확인해야 합니다. 내시경 검사로 암이 발견되면 CT 검사도 진행합니다. 식도 이완 불능증은 원인이 명확히 밝혀지지 않았기 때문에 근본적인 치료는 어렵습니다. 협착 부위를 넓혀서 음식물이 통과하기 쉽게 만들기 위해 내시경을 활용한 풍선 확장술, 경구 내시경 근절개술(Per-Oral Endoscopic Esophagomytomy, POEM)이나 복강경 근절개술 등이 시행됩니다.

061

증상이 없는
역류성 식도염의 치료

역류성 식도염에는 내시경 검사로 미란(염증)이 확인되어도 증상이 없는 경우도 있습니다. 증상이 나타나지 않는다고 해서 상태를 방치하면 점막 손상이 진행되어 출혈 또는 식도 협착 등 심각한 합병증을 유발할 수 있습니다. 염증이 지극히 경미하여 증상이 나타나지 않으면 식습관이나 생활방식을 개선하며 경과를 지켜보기도 합니다. 다만, 염증이 어느 정도 진행된 상태면 증상이 없어도 위산 분비를 억제하는 약을 복용해야 합니다. 위산 분비 억제제로 식도의 염증이 다 나았다가도 약 복용을 멈추면 재발하는 사례도 많습니다. 그때는 1년에 한 번 정도 정기적으로 내시경 검사를 통해 점막 손상 상태를 확인할 필요가 있습니다. 또 중증 점막 손상이 발견된 경우에는 합병증을 예방하기 위해 약을 꾸준히 먹는 것이 안전합니다.

약물 치료의 진행 여부와 복용 기간에 대해서는 의사의 판단이 필요하므로 증상이 없다고 대수롭지 않게 여겨 임의로 약 복용을 중지해서는 안 됩니다. 반드시 의사와 상담하기 바랍니다.

4장   역류성 식도염의
                          치료

062

역류성 식도염
진단 후 치료

역류성 식도염 치료의 주된 목적은 증상으로 인한 불편함을 해소하여 삶의 질(QOL) 저하를 개선하고 손상된 점막을 회복시켜 식도 협착(72쪽 참고)이나 출혈(59쪽 참고) 등 합병증 발병을 예방하는 데 있습니다. 증상이 주 1회 이상 나타나면 삶의 질에 악영향을 미친다고 알려져 있습니다.

우선은 초기 치료로서 위산 분비를 억제하는 양성자 펌프 억제제(PPI)를 8주간 복용하고 증상이 개선되는지 지켜봅니다.(124쪽 참고) 그동안 식습관과 생활방식 개선에 관한 지도가 이루어지며 필요에 따라 다른 약을 추가할 수 있습니다.

역류성 식도염은 이 초기 치료로 증상이 꽤 개선되는 사람이 많은데 그때는 일단 약을 중지합니다. 그 후 증상이 재발하면 약 복용을 지속하는 '유지요법'이 시행됩니다.(141쪽 참고) 상황에 따라서는 증상이 나타났을 때 환자가 판단하여 약을 먹는 '온 디맨드 요법'을 권하기도 합니다.(142쪽 참고)

역류성 식도염 치료의 주요 흐름

역류성 식도염은 초기 치료로서 양성자 펌프 억제제(PPI)를 8주간 복용하고 증상이 개선되는지 지켜본다. 이때 식습관과 생활방식 개선에 관한 지도가 이루어지며 필요에 따라 다른 약이 추가될 수 있다. 이후 증상에 대응하여 치료가 진행된다.

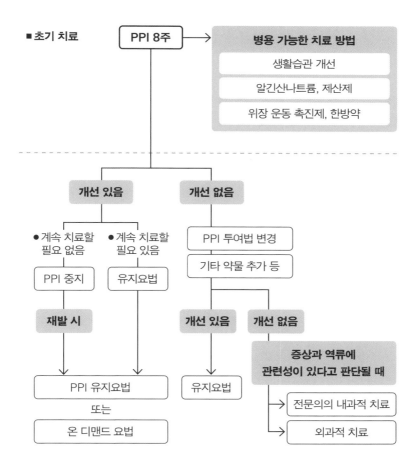

출처: 《위식도 역류 질환 진료 가이드라인 2015》를 수정.

역류성 식도염이 중증일 때는 증상이 완화되어도 약을 중지하면 염증이 진행되어 식도 협착이나 출혈 등의 합병증을 일으킬 수 있습니다. 게다가 식도암의 원인이 되는 바렛 식도(73쪽 참고) 형성 위험도 있으므로 약을 꾸준히 먹으면서 정기적으로 내시경 검사를 시행해야 합니다.

약을 먹어도 증상이 생각보다 많이 개선되지 않거나 식도 열공 탈장(44쪽 참고)이 크게 나타났을 때는 수술을 검토하기도 합니다. 역류성 식도염은 주로 복강경 수술로 진행됩니다.(151쪽 참고) 복강경 수술은 복부에 작은 구멍을 내 그 구멍으로 소형 카메라와 수술 기구를 넣어 시행하기 때문에 수술 상처가 작고 몸에 부담이 적은 편입니다.

내시경 검사

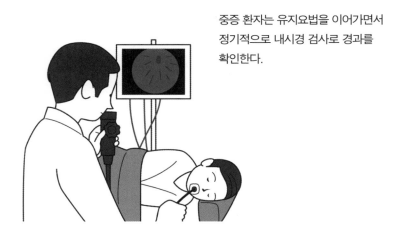

중증 환자는 유지요법을 이어가면서 정기적으로 내시경 검사로 경과를 확인한다.

063

역류성 식도염은 증상이 가벼우면 병원 진료나 치료를 받지 않아도 될까?

역류성 식도염은 증상이 가볍고 식도 점막 손상도 심하지 않은 경우가 있는가 하면 증상은 가벼워도 점막 손상이 심각한 상태인 경우도 있습니다.

식도 점막 손상이 지극히 미미하고 증상이 가벼워서 생활에 지장이 없을 때는 일정 기간 양성자 펌프 억제제(PPI)를 복용하고 증상이 개선되면 더는 병원 진료나 치료를 받지 않아도 괜찮습니다. 다만, 식습관을 포함한 생활습관 개선에 관한 지도를 잘 따라야 하며 증상이 재발했을 때는 반드시 병원을 방문하여 치료를 받아야 합니다. 정기적인 내시경 검사를 받는 편이 좋습니다.

식도 점막 손상이 심각한데도 증상이 심하지 않을 때는 통원하며 PPI 치료를 지속합니다. 증상이 가볍다고 방치하면 점막 손상이 점차 진행되어 합병증이나 암을 유발할 수 있습니다. 식사를 포함한 생활습관의 혼란은 역류성 식도염을 악화합니다. 음식과 먹는 방식에 주의를 기울이고 충분한 수면 시간을 확보하면서 스트레스를 쌓아두지 않는 생활습관을 만드는 것이 중요합니다.

064

치료 효과는
어느 정도 지나야 나타나나?

역류성 식도염 치료는 위산 분비를 억제하는 양성자 펌프 억제제(PPI)를 사용한 약물 치료 중심으로 이루어집니다. PPI의 효과는 복용하고 3일 후면 나타납니다. 새로운 위산 분비 억제제인 P-CAB(131쪽 참고)은 PPI보다 훨씬 빨리 효과가 나타나 복용 후 2~3시간이면 증상이 개선됩니다.

PPI만으로 효과가 충분치 않을 때는 위장 운동 촉진제나 점막 보호제, 한방약 등을 병용합니다. 식도 점막 손상이 없거나 나아져도 증상이 계속되는 경우에는 증상이 위산 역류에 의한 것이 맞는지 확인하는 임피던스 산도 검사(94쪽 참고)나 식도 운동 기능 검사(96쪽 참고) 등을 시행합니다.

PPI를 복용하여 위산 분비를 억제하여도 역류에 관련된 증상이 자주 나타나 생활에 지장이 생길 때는 수술을 검토할 수 있습니다. 그때는 불편한 증상이 위의 내용물 역류 때문인지 수술 전에 검사를 통해 확인할 필요가 있습니다. 자세한 사항은 담당 의사와 상담하여 결정하기 바랍니다.

065

증상이 개선되지 않으면
치료를 중단해도 되나?

역류성 식도염이 경증일 때는 증상만 개선되면 치료를 일단 멈춰도 됩니다. 그러나 점막 손상이 심할 때는 증상이 사라졌다고 임의로 약을 멈추면 오히려 상태가 악화하여 출혈 또는 식도 협착 등의 합병증이 발생할 수 있습니다. 또 식도암으로 발전할 가능성이 있는 바렛 식도(73쪽 참고)가 나타나기도 합니다. 이런 합병증을 예방하려면 약을 꾸준히 복용하는 유지요법(141쪽 참고)을 시행하는 편이 안전합니다. 유지요법의 기본은 지속해서 약을 복용하는 것입니다. 정기적으로 내시경 검사를 받고 점막 손상 정도나 합병증 발생 여부를 확인합니다.

한편 정기적으로 통원하며 약을 계속 먹는 일은 환자에게 경제적·심리적 부담이 됩니다. 이럴 때는 수술을 선택하는 것도 하나의 방법입니다. 역류성 식도염 수술은 안전하며 유효한 치료법이지만 리스크가 전혀 없지는 않습니다. 환자의 의지뿐만 아니라 수술이 자신에게 적절한 방법인지 담당 의사와 자세히 상의하여 수술을 결정해야 합니다.

066

역류성 식도염 치료 시 중요한 점

역류성 식도염의 주된 치료법은 약물 치료입니다. 약은 지정된 시간에 용량을 지켜서 먹습니다. 증상이 완화되어도 임의로 복용을 중지해서는 안 됩니다. 특히 식도 점막 손상 정도가 심하여 유지요법(141쪽 참고)으로 몇 년이나 약을 먹어야 하는 환자의 경우, 중도에 약을 중단하는 사례가 많습니다. 연하 기능이 저하된 고령자는 정제(錠劑)나 캡슐제를 삼키기가 힘들 수 있습니다. 그때는 의사나 약사에게 상담하기 바랍니다. 약효는 같으면서 먹기 편한 약으로 변경할 수 있습니다.

최근 의료 현장에서 '순응도'(adherence)라는 말이 자주 쓰입니다. '환자가 자신의 병을 제대로 이해하고 치료 방침 결정에 동의한 후 적극적으로 치료를 받는다'라는 개념으로 더 큰 치료 효과를 기대할 수 있는 방식입니다. 이는 역류성 식도염에서도 매우 중요합니다. 환자는 궁금한 점이 있으면 의사에게 거리낌 없이 물어보고 의사는 환자와 진지하게 마주하면서 상호이해를 높여 양질의 치료를 진행할 수 있습니다.

067

치료 효과를 높이기 위해
환자가 주의할 점

아무리 약을 잘 챙겨 먹어도 증상을 악화할 만한 생활습관을 유지한다면 약효가 충분히 나타나지 않습니다. 실제로 약물 치료를 진행할 때 식습관 등 생활방식을 함께 바꾸면 증상과 삶의 질(QOL)이 개선된다는 보고가 있습니다.

생활을 개선하려면 식사 방식을 돌아볼 필요가 있습니다. 과식하지 않기, 기름진 음식은 피하기, 향신료나 카페인이 많이 든 고자극 음식 삼가기, 식후 바로 눕지 않기, 과음하지 않기 등입니다.

의사가 아무리 좋은 약을 처방하고 생활 지도를 해도 환자가 실천하지 않으면 나을 수 없습니다. 생활습관이 개선되면 치료가 끝난 후에도 역류성 식도염의 재발 위험이 낮아집니다.

게다가 다른 질병을 예방하여 건강을 유지하는 데도 유익하므로 올바른 생활습관을 꾸준히 이어가길 바랍니다.

068

치료를 받아도 낫지 않을 때

의사는 문진이나 내시경 검사 소견을 고려하여 환자에게 적합하다고 판단되는 약을 처방합니다. 처방 약이 그 환자에게 딱 맞는 약이었다면 증상이 빨리 개선되겠지만 첫 번째 처방 약이 꼭 그렇지 않을 때도 있습니다. 증상이 개선되지 않을 때는 의사가 약의 효과를 높이거나 다른 약을 병용하면서 증상을 조절합니다.

환자는 처음 처방받은 약이 효과를 보이지 않으면 의사의 견해에 불만을 느끼고 다른 병원을 찾아가기 쉽습니다. 그러나 다른 병원에서 진료를 받는다고 해도 다시 원점으로 돌아가 같은 검사를 또 받거나 처방 약의 효과를 보지 못하는 사례가 적잖이 발생합니다. 일반적으로 약의 효과가 충분히 나타나려면 1~2개월 정도의 시간이 필요합니다. 단기간에 효과가 없다고 약을 멈추거나 곧바로 다른 병원을 찾지 말고 처방받은 약으로는 증상에 변화가 없음을 의사에게 알려주길 바랍니다. 그런데도 제대로 된 설명 없이 똑같은 약을 계속 처방해준다면 더 나은 정보를 얻을 수 있는 다른 병원에서 진료를 받아보기를 권합니다.

069

역류성 식도염 치료 시
좋은 의사 찾는 법

'좋은 의사의 구체적인 조건'은 없습니다. 굳이 말하자면, 진료 지식·기술을 갖추고 있으면서 대화할 때 마음이 편해지고 신뢰할 만한 의사가 좋은 의사가 아닐까 싶습니다.

증상과 관련하여 환자의 이야기를 잘 들어주고 질병과 치료법, 약에 대해 알기 쉽게 설명해주는 의사, 환자가 호소하는 고통을 이해하고 공감하면서 필요하면 다른 의료기관을 소개해주는 그런 의사가 아닐까요.

역류성 식도염은 유지요법으로 치료가 장기간 이어질 때도 있습니다.(141쪽 참고) 의사와 오래 함께하려면 같이 있을 때 마음이 편안하고 안심할 수 있는, 그야말로 자신과 잘 맞는 사람인지가 중요합니다. 마음이 잘 통하는 사람이면 거리낌 없이 증상의 괴로움을 호소할 수 있고 궁금한 점을 물어보기도 한결 쉽겠지요. 자연히 의사의 말에 귀 기울이게 되고 '지시를 따라야겠다'라는 마음이 생깁니다. 이런 점을 참고하여 자신에게 잘 맞는 의사를 만나면 좋겠습니다.

070

병원에서 수술을 권하는데
수술을 받아야 할까?

　수술이라는 말을 들으면, 몸에 부담이 많이 가는 치료라는 생각에 자칫 잘못되지는 않을까 겁이 나고 부정적인 이미지를 떠올리기 쉽습니다. 심장병이나 암 수술은 확실히 몸에 가해지는 부담이 클 수 있습니다. 그러나 역류성 식도염 수술은 2시간 정도면 가능하고 입원 기간도 약 9일로 짧은 편입니다. 게다가 배를 크게 열지 않는 복강경 수술이 대부분이라 수술 부위도 그리 눈에 띄지 않습니다.(151쪽 참고)

　그렇다고는 하나 아무래도 수술에 부담을 느끼는 사람도 분명 있겠지요. 그럴 때는 내시경 수술이라는 선택지를 고려할 수 있습니다.(154쪽 참고) 그리고 의사가 왜 수술을 권했는지 확인할 필요가 있습니다. 식도 열공 탈장(44쪽 참고)이 크게 발생한 경우라면 약물 치료로 위산 분비를 억제해도 역류 예방에는 효과가 없기 때문에 유일한 치료법은 수술입니다. 수술 전에 임피던스 산도 검사(94쪽 참고)로 증상과 위산 역류와의 관련성을 알아보고 식도 운동 기능 검사(96쪽 참고)로 이상 여부를 확인하는 과정이 필요합니다.

5장

역류성 식도염의
약물 치료

071

역류성 식도염으로
처방받은 약의 작용

역류성 식도염은 위액에 포함된 위산이 역류하여 식도 점막이 손상되고 염증(미란)이 생기는 질병입니다. 역류한 위산의 양이 적어지면 염증 발생 위험도 낮아지면서 증상이 완화됩니다. 그래서 역류성 식도염의 약물 치료는 위산을 억제하는 위산 분비 억제제가 주로 사용됩니다.

위산 분비 억제제를 사용해도 가슴 쓰림이나 신물이 넘어오는 증상, 염증이 치료되지 않을 때는 보조적으로 다른 약이 추가 처방됩니다.

위산을 중화하여 위산의 작용을 약하게 만드는 '제산제', 손상된 식도 점막을 보호하는 '점막 보호제(알긴산나트륨)'(134쪽 참고), 하부 식도 괄약근과 위 수축력을 개선하여 위 내용물을 빠르게 소장으로 보냄으로써 역류를 감소시키는 '위장 운동 촉진제'(137쪽 참고) 등입니다. 또 육군자탕 같은 '한방약'(139쪽 참고)이 함께 쓰이기도 합니다.

072

비미란성 위식도 역류 질환인데도 위산 분비를 억제하는 약이 쓰이나?

비미란성 위식도 역류 질환(26쪽 참고) 환자는 위산 역류와 관련된 증상이 나타나는 유형과 그렇지 않은 유형으로 크게 나뉘는데 전자의 비율이 60~70%입니다. 그래서 비미란성 위식도 역류 질환의 치료에서도 우선 위산 분비 억제제인 양성자 펌프 억제제(PPI)를 사용하는 것이 일반적입니다. PPI 복용으로 40~70% 환자의 증상이 완화되거나 사라졌다는 연구 결과가 있습니다.

PPI를 복용해도 증상이 개선되지 않을 때는 보통 임피던스 산도 검사(94쪽 참고)나 식도 운동 기능 검사(96쪽 참고) 등으로 원인을 분석합니다. 검사 결과를 바탕으로 필요한 경우에는 위장 운동 촉진제(137쪽 참고)나 한방약(139쪽 참고) 등을 추가로 처방합니다. 식도의 과잉 수축이 원인으로 보일 때는 칼슘 길항제를 병용하여 근육의 수축을 완화하기도 합니다. 또 정신적 요인으로 식도 지각 과민이 확인된 경우에는 항불안제(135쪽 참고)나 항우울제 병용을 검토합니다.

073

양성자 펌프 억제제의 작용

양성자 펌프 억제제(PPI)의 작용을 설명하기 전에 위액에 포함된 위산이 위 안에서 어떻게 분비되는지 살펴보겠습니다.

위산 분비에는 아세틸콜린과 히스타민이라는 화학물질과 가스트린이라는 호르몬이 주로 관여합니다. 이런 물질이 위점막 벽 세포에 있는 수용체에 결합하면 그 자극으로 벽 세포막에 있는 양성자 펌프라는 단백질이 위산을 분비합니다.

PPI는 위산 제조원인 양성자 펌프에 부착하여 그 작용을 방해하고 위산 분비를 억제합니다.

PPI는 위산 분비력을 복용 전의 10% 수준까지 낮출 만큼 강력한 약입니다. 특히 위산이 많이 분비될 때 가장 효과를 발휘합니다. 다시 말해, 위산이 활발하게 분비되어 역류가 발생하기 쉬운 식후에 가장 효과가 뛰어납니다.

PPI의 부작용으로는 드물게 설사나 장염이 나타난다고 알려져 있습니다. 위산 분비가 억제되어 장내 세균총 환경 변화가 원인으로 꼽힙니다. 이 외에도 발진이나 권태감, 식욕 부진 등의 부작용이 일어나기도 하지만 빈도는 매우 낮은 편입니다.

그러나 부작용 위험이 전혀 없지는 않으므로 복용 후 불편한 증상이 나타나면 반드시 의사나 약사와 상담하기 바랍니다.

위산 분비를 억제하는 양성자 펌프 억제제(PPI)

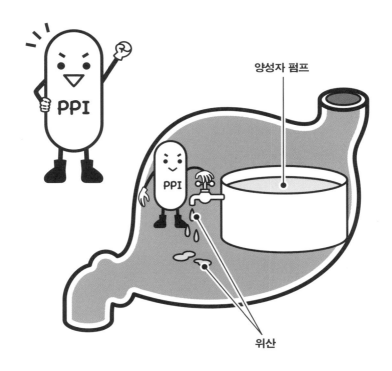

074

양성자 펌프 억제제의 효과

양성자 펌프 억제제(PPI)가 부착되는 양성자 펌프는 매일 만들어집니다. 그러므로 복용을 시작하고 위산 분비 억제력이 충분히 발휘되기까지는 3~5일 정도 걸립니다. 3일 경과 시 약 70%, 2주 경과 시 약 90% 환자의 증상이 완화된다는 보고가 있습니다. 효과를 판단하기 위해서 통상 8주간 지속하여 복용합니다.

PPI의 안내문에는 '1일 1회 투여'라고만 되어 있어 명확하게 식전인지 식후인지가 적혀 있지 않습니다. 그러므로 기본적으로는 언제 복용하든 상관없습니다. 그런데 PPI의 혈중 농도는 복용후 약 2~3시간 후 최고치에 이릅니다. 이를 고려하면 식전에 복용해야 식후 양성자 펌프가 활성화되는 타이밍에 PPI 혈중 농도가 최고치에 달해 양성자 펌프에서 위산이 분비되는 것을 더 효과적으로 막을 수 있습니다.

그러나 실제로는 많은 의사가 대부분의 생활습관병 약을 먹는 '1일 1회 아침 식후'로 복용 시간을 지정합니다. 다른 약과 복용 시간을 동일하게 지정하면 잊지 않고 복용할 수 있기 때문입니다.

075

양성자 펌프 억제제로
효과가 나타나지 않을 때

양성자 펌프 억제제(PPI)를 8주간 복용해도 효과가 없는 것을 'PPI 저항성'이라고 합니다. 이때는 1일 2회로 복용량을 두 배로 늘리거나 복용 시간을 변경하기도 하고 다른 종류의 PPI를 추가하는 등의 조치를 취합니다.

흔히 사용되는 추가 약 중 하나로 위산을 중화시키는 제산제가 있습니다. 이 약은 가슴 쓰림이나 신물이 넘어오는 증상에 즉시 효력을 발휘합니다.

또 점막 보호제인 알긴산나트륨(134쪽 참고)은 주로 식후 심한 가슴 쓰림을 느낄 때 병용됩니다. 가슴 쓰림을 해소하기 위해 육군자탕 같은 한방약을 추가로 사용하기도 합니다.(139쪽 참고)

PPI는 위산 분비가 적은 밤에는 효과가 다소 약해집니다. 밤에 증상이 심한 환자에게는 PPI와 함께 H_2 차단제(128쪽 참고)를 야간용으로 처방할 때도 있습니다.

076

양성자 펌프 억제제의 종류

양성자 펌프 억제제(PPI)는 현재 '오메프라졸', '란소프라졸', '라베프라졸 나트륨', '에스오메프라졸 마그네슘 수화물' 4종류로, 약물 대사 효소의 영향을 받는 방식에 따라 크게 둘로 나뉩니다.

우리가 먹은 약은 소장에서 흡수되어 혈액으로 들어가 간으로 보내지고 심장을 경유해 전신에 퍼집니다. 간에서는 약을 이물질로 판단하고 해독 작용으로 약을 분해하고 제거하려 합니다. 이때 해독 작용에 쓰이는 것이 약물 대사 효소입니다.

오메프라졸과 란소프라졸은 간에서 CYP2C19라는 약물 대사 효소의 영향을 크게 받지만, 라베프라졸 나트륨과 에스오메프라졸 마그네슘 수화물은 CYP2C19의 영향을 거의 받지 않습니다.

그런데 체질에 따라 CYP2C19 활성도에 개인차가 있어 약효에도 차이가 나타납니다. CYP2C19의 활성도가 높은 환자는 약효가 나타나기 전에 약을 분해해버리기 때문에 오메프라졸이나 란소프라졸의 효과를 기대하기가 어렵습니다. 반대로 활성도가 낮으면 이런 약제가 효과를 발휘한 후에 분해되기 때문에 위산 분비 억제력이 높아집니다.

따라서 처음에 처방받은 PPI의 효과가 없어서 약을 변경할 경우, CYP2C19의 영향을 받기 쉬운 유형에서 영향을 잘 받지 않는 유형으로 변경하는 것이 일반적입니다.

양성자 펌프 억제제(PPI)의 종류

CYP2C19의 영향	일반명	주요 상품명	통상 용량 (8주 동안) 1일 1회
크다	오메프라졸	오메프라존[1], 오메프랄[2] 오메프라졸[3], 오메드[4]	20mg/회
	란소프라졸	다케프론[5] 란스톤[6]	30mg/회
작다	라베프라졸 나트륨	파리에트[7] 라베프라졸[8]	10mg/회
	에스오메프라졸 마그네슘 수화물	넥시움[9] 에소메졸[10]	20mg/회

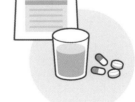

○ '일반명'은 약의 유효 성분 이름, '상품명'은 제약회사가 붙인 이름

1. 한국 : 미판매. 2. 한국 : 미판매. 3. 한국 : 셀트리온, 일양바이오. 4. 한국 : 에스케이케미칼. 5. 한국 : 미판매. 6. 한국 : 제일약품. 7. 한국 : 동일 상품명 판매. 8. 한국 : 대웅. 9. 한국 : 동일 상품명 판매 ,10. 한국 : 한미

077

H_2 차단제의 작용

H_2 차단제는 양성자 펌프 억제제(PPI) 같은 위산 분비 억제제 이지만 작용 기제가 PPI와는 다릅니다.

위산 분비는 히스타민, 가스트린, 아세틸콜린이라는 화학물질 과 밀접한 관련이 있습니다. 위산이 분비되기 위해서는 이런 물질 이 위벽에 있는 수용체와 결합해야 합니다.

H_2 차단제는 H_2 수용체 길항제라고도 하며, 히스타민 수용체 와의 결합을 막음으로써 위산 분비를 억제합니다.

H_2 차단제의 위산 분비 억제력은 PPI에 비해 야간에 강하게 나타납니다. 그런데 역류성 식도염 환자는 대부분 낮 동안 식후에 위산 역류가 가장 많이 일어납니다. H_2 차단제는 일차 약으로 사 용되기보다는 PPI를 사용해도 취침 중 메스꺼움 증상이 나타날 때 병용하는 경우가 대부분입니다.

주요 부작용으로 발진이나 간 기능 장애 등이 알려져 있습니다.

위산 분비를 억제하는 H₂ 차단제

PPI와 H₂ 차단제의 차이

	PPI	H₂ 차단제
위산 분비 억제 효과	강력	PPI보다 약함
투여 제한	있음	없음
효과가 잘 나타나는 시간대	특히 낮 동안 강력	특히 야간에 강력
헬리코박터 파일로리균 검사에 미치는 영향	있음	없음

주요 H₂ 차단제

	일반명	주요 상품명
H₂ 수용체 길항제 (H₂ 차단제)	시메티딘	가이로크[1], 타가메트, 싸이메트[2]
	라니티딘 염산염	잔탁[3]
	파모티딘	가스터, 파모티딘[4]
	록사티딘 아세테이트 염산염	알태트[5], 가스트릭[6], 록사겐[7]
	니자티딘	아시논[8], 엑시티딘[9], 엑사드[10]
	라푸티딘	푸로테카딘[11], 스토가[12], 라토딘[13]

주요 H₂ 차단제의 작용

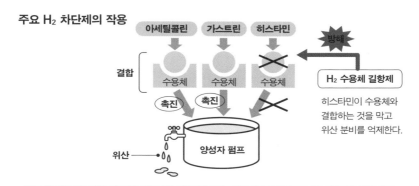

히스타민이 수용체와 결합하는 것을 막고 위산 분비를 억제한다.

1. 한국 : 미판매, 2. 한국 : 부광, 3. 판매 중지, 4. 한국 : 한미, 휴텍스, 5. 한국 : 미판매, 6. 한국 : 대화, 7. 한국 : 신풍, 8. 한국 : 미판매, 9. 한국 : 휴텍스, 10. 한국 : 프라임, 11. 한국 : 미판매, 12. 한국 : 보령, 13. 한국 : 영진
○ 국내 상품명 2020년 원외처방 실적 참고
(www.monews.co.kr/news/articleView.html?idxno=210282)−옮긴이 주

078

약국에서 구입할 수 있는 역류성 식도염 개선에 도움이 되는 일반의약품

의사의 처방이 없으면 살 수 없는 약(전문의약품) 중, 성분의 유효성과 안정성에 문제가 없다고 판단되어 약국에서 구매할 수 있게 된 약을 일본에서는 '스위치 OTC(switch to over the counter, 일반의약품으로 전환)'라고 합니다. 역류성 식도염의 스위치 OTC 약으로는 H_2 차단제(128쪽 참고)가 있습니다.

H_2 차단제처럼 위산 분비를 억제하는 일반의약품으로는 M_1 차단제가 있습니다. H_2 차단제는 히스타민 수용체에 결합하지만 M_1 차단제는 아세틸콜린 수용체에 결합합니다.(129쪽 표 참고) 위산 분비 억제력은 H_2 차단제보다 조금 낮은 편입니다.

위산을 중화하고 위산의 작용을 약화하는 제산제도 있습니다. 곧바로 효과가 나타나지만 작용 시간은 그리 길지 않습니다.

복용할 때는 약의 안내문을 확인하여 용량과 용법 사항을 지켜 복용합니다. 복용한 후 오히려 증상이 악화하거나 증상이 개선되지 않을 때는 복용을 멈추고 조속히 전문의에게 진료를 받기 바랍니다.

079

양성자 펌프 억제제보다
강력한 신약

기존의 양성자 펌프 억제제(PPI)는 효과가 나타나기까지 3~5일이 걸리고 효과가 나타나는 방식에 개인차가 있었습니다. 중증도 지표로 쓰이는 로스앤젤레스 분류(92쪽 참고)로 지금까지 PPI를 사용했을 때 증상이 가벼운 A~B등급에서 85~92%, 더 심각한 상태인 C등급에서 80%, 가장 심한 D등급에서 70%가량의 개선율을 보인다고 알려져 있습니다.

이런 PPI의 결점을 극복한 새로운 약이 2014년 등장한 보노프라잔 푸마르산염(칼륨 경쟁적 위산 분비 억제제: P-CAB)입니다. 이 약은 4주 복용으로 94%, 8주에 96.4%라는 높은 개선율을 보입니다.

기존 PPI와 P-CAB은 모두 위산 분비를 억제하는 약이지만 작용 기전이 다릅니다. 종래의 PPI는 위 세포막에 있는 양성자 펌프에 결합해 양성자 펌프를 활성화하는 효소(체내 화학 반응을 촉진하는 물질)의 작용을 방해하여 위산 분비를 억제합니다. 한편, P-CAB은 양성자 펌프가 위산을 분비하는 데 필요한 칼륨 이온에 작용하여 양성자 펌프의 작동을 방해합니다. 즉 P-CAB은 기존 PPI 보다 전 단계에서 양성자 펌프 기능을 방해하므로 복용 후 약 3시간이면 효과가 나타납니다.

또한 간의 약물 대사 효소 CYP2C19(126쪽 참고)와는 다른 CYP3A4로 분해되므로 약효의 개인차가 적다는 점도 P-CAB의 주요한 특징입니다.

기존 PPI는 위산 분비량이 많은 낮에는 우수한 효과를 보이지만, 그 효과가 밤까지 지속되지는 않습니다. P-CAB은 강한 염기성이므로 산성이 강한 위산과 있어도 안정된 상태로 온종일 효과가 지속됩니다. 설사나 변비 등 주요 부작용 발생 비율은 PPI와 거의 비슷합니다.

복용은 일반적으로 1회 20밀리그램 1일 1회, 4주 동안 이루어집니다. 효과가 충분치 않을 때는 최대 8주까지 복용 가능합니다.

PPI와 P-CAB 효과 비교

	기존 PPI	신약(P-CAB)
효과 발현	3~5일	3시간
효과 지속	낮에만	하루 종일
야간 효과	불충분	충분
효과의 개인차	있음	없음
복용 횟수	1일 1회	1일 1회

080

위산 분비를 억제하는 약과 소화 기능

음식물의 소화는 위산만으로 이루어지는 것이 아닙니다. 입으로 들어온 음식물은 입안에서 소화 효소(음식물을 소화 분해하고 영양소를 흡수하기 쉬운 형태로 만드는 물질)를 포함한 침과 함께 섞이고 잘게 쪼개져서 식도를 지나 위로 들어갑니다. 위에서는 위액에 의한 소화 작용과 위벽의 연동 운동(내용물을 밀어 보내는 운동)으로 음식물을 죽 같은 상태로 만들어 장으로 보냅니다. 죽 같은 상태가 된 음식물은 여기서 췌액과 담즙, 소장액과 섞여 소화되고 소장을 지나는 동안 흡수됩니다. 이처럼 음식물을 소화하는 데는 소화기 전체가 사용됩니다. 또 위액 분비를 억제하는 약을 먹는다고 위액이 전혀 분비되지 않는 것은 아닙니다. 위벽에서는 꾸준히 양성자 펌프를 새롭게 만들어내므로 계속해서 위산은 만들어집니다.

따라서 위산 분비를 억제하는 약을 사용해도 소화에는 지장이 없습니다. 다만, 폭음·폭식하거나 소화가 잘 안 되는 음식을 많이 먹으면 약의 효과가 떨어집니다. 약을 복용할 때는 위산이 과다 분비되지 않도록 속이 편안한 음식을 먹는 편이 좋습니다.

081

양성자 펌프 억제제와 함께 알긴산나트륨을 처방하는 이유

알긴산나트륨은 다시마나 미역 같은 해조류에 포함된 점액 성분으로 해조류 세포 사이에 젤리 상태로 존재합니다. 일본에서는 예전에 해조산, 다시마산이라고도 불렀습니다. 알긴산나트륨은 빵과 면류 등 밀가루 제품이나 인공 연어알 같은 식품에 널리 사용됩니다.

알긴산나트륨은 끈적한 액체지만 산과 만나면 바로 불용화하는 성질이 있습니다. 이 성질을 이용하여 식도 점막을 덮어 보호하는 점막 보호제로 사용합니다.

양성자 펌프 억제제만으로 가슴 쓰림 같은 증상이 개선되지 않을 때 알긴산나트륨이 추가로 처방됩니다.

알긴산나트륨은 1일 4회 또는 더 많이 복용합니다. 복용 횟수가 많으므로 약 복용을 잊어버릴 가능성이 큰 사람에게는 권하지 않습니다. 식전 또는 식간 공복 복용 시 효과가 뛰어납니다.

082

항불안제 처방이
역류성 식도염에 효과가 있나?

내장과 혈관 등 자기 의지와는 관계없이 작동하는 기관에 분포하고 소화·흡수·순환·대사 등의 활동을 조절하는 신경이 자율신경입니다. 자율신경에는 교감신경과 부교감신경이라는 두 가지 신경이 있는데, 활동적으로 만들거나 안정시키면서 신체 기능을 시소처럼 조절합니다.

식도와 위 같은 소화기는 음식물이 들어오면 부교감신경이 작용하여 소화액을 분비시키고 소화기 운동을 촉진합니다. 교감신경이 우위에 있을 때는 반대의 작용이 일어납니다.

스트레스는 자율신경의 불균형을 초래합니다. 부교감신경과 교감신경의 작용에 악영향을 미쳐 온몸 기관에 다양한 증상을 유발합니다. 소화기에서는 위산 역류와 하부 식도 괄약근의 느슨함, 식도 연동 운동(내용물을 밀어 보내는 운동) 저하 등이 나타납니다.

양성자 펌프 억제제로 충분한 효과를 얻지 못할 때는 역류성 식도염 증상의 원인이 스트레스에 따른 자율신경의 불균형일 가능성을 고려해야 합니다. 이때는 항불안제가 처방됩니다.

항불안제에는 다양한 종류가 있는데 대부분은 벤조디아제핀 계열 항불안제입니다. 이 약은 뇌의 흥분을 억제하는 신경 물질 'GABA'의 작용을 강화하고 뇌 활동의 진행 속도를 늦춰 스트레스로 인한 심신의 긴장을 완화합니다.

항불안제를 복용하면 졸음과 휘청거림 등의 부작용이 나타나기도 합니다. 또 수 주 이상 매일 복용하면 약에 대한 의존도가 생기므로 주의가 필요합니다.

항불안제를 처방받으면 이런 부작용에 주의하면서 역류성 식도염의 원인이 되는 스트레스를 해소하여 자율신경 균형을 바로잡는 데 힘써야 합니다. 좋아하는 음악을 듣고 느긋하게 목욕을 즐기는 등 자기 나름의 방법으로 스트레스를 해소하기 바랍니다.

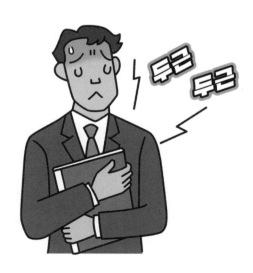

083

위장 운동 촉진제는
어떤 약인가?

식도는 연동 운동(내용물을 밀어 보내는 운동)으로 음식물을 위장에 보냅니다. 원래 위산 역류가 일어나도 역류한 내용물은 연동 운동에 의해 바로 제거될 수 있습니다. 그런데 연동 운동 기능이 저하되면 위산 역류를 해소하지 못해 위산이 식도에 머물게 되면서 역류성 식도염을 유발합니다.

위장 운동 촉진제는 식도의 연동 운동 기능을 회복시키고 역류한 위산을 위로 돌려보냅니다. 또 위의 운동 기능을 개선하여 위에서 장으로 배출을 촉진하고 양성자 펌프 억제제의 위산 분비 억제 효과를 높이는 작용도 합니다. 작용 기전에 따라 '도파민 수용체 길항제'와 '세로토닌 수용체 항진제', '오피오이드 수용체 항진제', '아세틸콜린 에스테라아제 억제제' 등으로 나뉩니다.

식도나 위 같은 소화기의 연동 운동은 부교감신경(휴식 시 우위가 되는 자율신경)에 의해 조절됩니다. 부교감신경은 신경전달물질 아세틸콜린의 작용이 강해지면 활성화되어 소화기 운동이 활발해집니다. 아세틸콜린의 분비량은 도파민과 세로토닌이라는 물질과 관련이 있습니다.

도파민 수용체 길항제는 도파민 수용체에 결합하여 도파민의 작용을 방해함으로써, 세로토닌 수용체 항진제는 세로토닌 수용체와 결합을 촉진함으로써 각각 아세틸콜린의 분비량을 늘려서 소화기 운동을 활발하게 만드는 효과가 있습니다.

소화기에는 소화기 운동을 조정하는 오피오이드 수용체가 있습니다. 오피오이드 수용체 항진제는 오피오이드 수용체에 작용하여 소화기 운동을 개선합니다. 2013년에 새로운 위장 운동 개선제 '아세틸콜린 에스테라아제 억제제'가 나왔습니다. 이 약은 아세틸콜린을 분해하는 아세틸콜린 에스테라아제라는 효소의 작용을 억제함으로써 아세틸콜린 분해를 막습니다.

주요 위장 운동 촉진제

약 종류	일반명	주요 상품명
도파민 수용체 길항제	메토클로프라미드	에리텐[1], 텔페란[2], 프림페란[3], 메토클로프라미드[4]
	돔페리돈	나우제린크리맥액[5]
	이토프리드 염산염	가나톤, 가나칸[6]
세로토닌 수용제 항진제	모사프리드시트르산염 수화물	가스모틴
오피오이드 수용체 항진제	트리메부틴말레산염	세레키논[7], 트리메부틴말레산염[8]
아세틸콜린 에스테라아제 억제제	아코티아미드 염산염 수화물	아코파이드[9]

1. 현재 일본에서 판매 중지된 상품으로 확인. 한국에서 동일한 상품명으로 팔리는 에리텐(셀트리온 제조)은 '에르도스테인' 성분으로 다른 약임. 2. 한국 : 미판매. 3. 한국 : 미판매. 4. 한국 : 신일, 대신. 5. 한국 : 일양. 6. 한국 : 중외. 7. 한국 : 미판매. 8. 한국 : 신일, 제뉴원. 9. 한국 : 미판매

084

한방약은 역류성 식도염 치료에 효과가 있나?

한방약만으로 역류성 식도염 치료 효과를 입증하는 과학적 근거는 없습니다. 그러나 다수의 연구에서 양성자 펌프 억제제(PPI)와 병용했을 때의 유효성이 보고된 바 있습니다. 한 연구에서는 PPI 복용으로 충분한 개선이 나타나지 않는 환자를 두 개의 그룹으로 나누고 한쪽에는 PPI와 한방 육군자탕을 병용하고, 다른 그룹에는 PPI 용량을 두 배로 늘려 복용하며 4주 후 증상 개선을 조사하였습니다. 그 결과 병용한 그룹에서 PPI 복용량을 늘린 그룹과 비슷한 개선 효과가 확인되었습니다. 더욱 자세히 분석한 결과, 마른 체형 남성에게 육군자탕이 유용할 수 있으며 여성과 고령자에게는 소화기 운동을 개선하는 효과가 있다고 밝혀졌습니다.

이런 결과를 바탕으로 한방은 단독으로 쓰이기보다 PPI로 충분히 효과를 얻지 못할 때 추가로 사용되는 것이 일반적입니다.

역류성 식도염에 가장 흔히 쓰이는 한방약은 앞서 언급한 연구에서도 사용된 육군자탕입니다. 이 외에도 반하후박탕, 반하사심탕 등이 쓰입니다.

- **육군자탕(六君子湯)** 반하, 인삼, 복령, 생강, 감초, 대추, 진피, 백출 8가지 생약으로 구성됩니다. 위의 내용물을 장으로 보내는 작용을 촉진한다고 알려져 있으며, 명치 부근의 답답함을 개선하는 데 효과가 있습니다.

- **반하후박탕(半夏厚朴湯)** 반하, 복령, 생강, 후박, 소엽 5가지 생약으로 만들어집니다. 목에 이물감을 느낄 때나 기침, 목소리 갈라짐 등의 증상이 나타날 때 사용합니다.

- **반하사심탕(半夏瀉心湯)** 반하, 인삼, 건강, 감초, 대추, 황금, 황련 7가지 생약을 조합하여 만듭니다. 주로 트림이나 가슴 쓰림 증상이 심한 사람에게 사용됩니다.

육군자탕

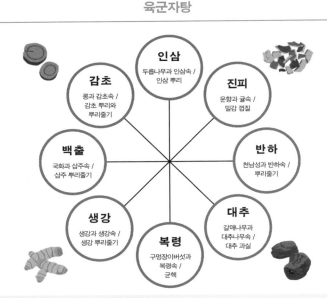

인삼
두릅나무과 인삼속 /
인삼 뿌리

감초
콩과 감초속 /
감초 뿌리와
뿌리줄기

진피
운향과 귤속 /
밀감 껍질

백출
국화과 삽주속 /
삽주 뿌리줄기

반하
천남성과 반하속 /
뿌리줄기

생강
생강과 생강속 /
생강 뿌리줄기

대추
갈매나무과
대추나무속 /
대추 과실

복령
구멍장이버섯과
복령속 /
균핵

○ 육군자탕은 8가지 생약으로 구성된다.

085

자각 증상이 없어진 후에도 '유지요법'이 필요하다

양성자 펌프 억제제(PPI)는 위액에 포함된 위산의 분비를 억제하는 효과가 있지만 역류 자체를 조절하지는 못합니다. 그러므로 자각 증상이 없어졌다고 해서 약 복용을 멈추면 억제되었던 위산 분비력이 원래대로 돌아오고 가슴 쓰림이나 산 역류(위산이 역류하여 목과 입에서 신맛이 느껴지는 것), 식도 점막 염증(미란)이 재발할 위험이 있습니다. 실제로 증상이 호전되어 약 복용을 중지한 환자의 50~80%가 반년~1년 안에 재발한다는 보고가 있습니다. 재발하면 출혈이나 식도 협착(72쪽 참고)과 같은 합병증이 발생하거나 극히 드물게는 바렛 식도가 나타나 식도암으로 발전할 위험이 커지기도 합니다.(73쪽 참고)

재발 우려가 큰 중증 역류성 식도염 환자는 증상이 사라지고 염증이 치료된 후에도 그 상태를 유지하기 위해 PPI 복용을 지속하는 유지요법이 권해집니다. 유지요법을 시행하는 동안에는 정기적으로 내시경 검사를 통해 식도 점막에 염증이 발생하지 않았는지 확인합니다.

086

증상이 사라진 다음 시행되는
'온 디맨드 요법'

증상이 안정되고 재발 우려가 적은 경증 역류성 식도염 환자라면 더는 약을 매일 복용하지 않아도 됩니다. 이런 환자에게는 온 디맨드 요법(on-demand therapy)[요구 복용법이라고도 합니다.]을 검토합니다. 온 디맨드 요법이란, 일단 증상이 사라졌다가 다시 가슴 통증 같은 증상이 나타나거나 나타나려 할 때 환자가 스스로 판단하여 약을 복용하고 증상이 사라지면 다시 복용을 멈추는 치료법입니다. 온 디맨드 요법은 증상을 빠르게 해소하는 데 초점을 두므로 약의 즉효성이 매우 중요합니다. 기존 양성자 펌프 억제제(PPI)는 효과가 나타나기까지 시간이 걸렸습니다. 그러나 새로운 P-CAB(131쪽 참고)은 기존 PPI보다 위산 분비 억제 효과가 강력하고 신속하게 나타나 온 디맨드 요법에 더 적합하다고 알려져 있습니다.

PPI의 종류(126쪽 참고)에 따라서도 온 디맨드 효과에 차이가 생깁니다. 비용도 약마다 다르므로 비용 대비 효과를 포함하여 의사와 자세히 상담하기 바랍니다.

6장

역류성 식도염의 수술

087

역류성 식도염에
수술이 필요한 경우

역류성 식도염에도 수술이 필요한 상황은 물론 있습니다.

위액 분비를 억제하는 양성자 펌프 억제제와 위산의 작용을 약화하는 제산제, 한방약 등 다양한 약을 시도해봐도 효과를 충분히 얻지 못하거나 위가 3센티미터 이상 상부로 튀어나온 식도 열공 탈장(44쪽 참고)이 있을 때, 식도 협착이 일어난 경우(72쪽 참고), 야간에 기침이 나와 흡인성 폐렴을 일으키거나 수면 장애가 생기는 경우 등입니다. 특히 커다란 식도 열공 탈장이 있으면 흉부 압박감이 나타나기도 하는데 이때 수술을 검토합니다.

약을 꾸준히 먹는 유지요법(141쪽 참고)과 수술을 비교한 해외 연구에서는 가슴 쓰림이나 신물이 넘어오는 증상(위산이 역류하여 목과 입에 신맛을 느끼는 것) 등의 경감뿐만 아니라 위식도 역류 질환(24쪽 참고)에 의한 수면 장애와 호흡기 증상, 위산 역류에서도 유지요법보다 수술이 개선 효과가 더 뛰어난 것으로 밝혀졌습니다. 이런 이유로 서구에서는 수술을 적극적으로 시행하고 있습니다. 앞으로도 수술이 더욱 확대될 것으로 보입니다.

088

수술은 어떤 시점에
시행하나?

역류성 식도염은 약물 치료가 우선 시행되지만 효과가 충분치 않을 때는 수술을 검토합니다.(여기에는 약의 효과가 없는 경우뿐만 아니라 환자가 약 복용을 꺼리는 경우도 포함됩니다.)

그 밖에 다음과 같은 상황에서도 수술을 고려합니다.

- 식도암으로 발전할 우려가 있는 바렛 식도(73쪽 참고), 음식물을 삼키기 어려운 식도 협착(72쪽 참고)이 발생한 상태이다.
- 커다란 식도 열공 탈장(44쪽 참고)으로 흉부 압박감과 연하 곤란이 나타난다.
- 위산 역류로 목소리 갈라짐과 기침, 가슴 통증, 오연(삼킨 음식물이 기도로 들어가는 것) 등의 증상이 나타난다.
- 환자의 나이가 젊고 수십 년 이상 약물의 장기 복용에 대한 부담이 너무 크다.

수술 여부를 판단하기 위해서 수술 전에 산도 검사(94쪽 참고)나 식도 운동 기능 검사(96쪽 참고) 등을 시행합니다.

089

역류성 식도염 수술의 목적

양성자 펌프 억제제(PPI)는 위산 분비를 억제하여 증상을 완화하고 식도 점막 손상을 막는 데 목적이 있습니다. 수술은 위산 역류를 일으키는 원인인 분문(위와 식도의 접합부)의 느슨함을 바로잡아 위산 역류를 예방하는 데 목적을 둡니다. 즉 수술은 PPI를 사용한 약물 치료보다 근본적인 치료에 가깝습니다. 수술을 통해 증상 개선과 삶의 질(QOL) 향상을 기대할 수 있습니다.

식도 열공 탈장(44쪽 참고)이 발생하여 분문이 계속 열린 상태일 때는 약물 치료로 효과를 얻기가 어렵습니다. 이때는 역류성 식도염의 수술로 식도 열공 탈장도 치료할 수 있습니다.

유지요법(141쪽 참고)이 필요한 젊은 환자의 경우, 앞으로 수십 년이나 약을 복용해야 합니다. 정기적으로 병원 진료를 받기 위한 시간과 비용 등 여러 측면에서 부담이 생깁니다. 이런 부담을 경감하기 위해 수술이 시행되기도 합니다.

090

80대, 90대 고령자도
수술을 받을 수 있나?

기본적으로 나이에 상관없이 수술을 받을 수 있습니다. 단, 고령자라고 해도 80대 나이로 등산과 조깅을 즐길 만큼 건강하고 체력이 강한 사람이 있는가 하면, 70대에 자주 몸이 아프고 체력이 약한 사람도 있습니다. 따라서 수술을 견뎌낼 만한 건강과 체력이 있는지 개별적으로 고려해볼 필요가 있습니다.

한편, 역류한 위 내용물이 호흡기로 들어가 흡인성 폐렴을 일으키기도 합니다. 고령자에게 흡인성 폐렴은 생명을 위협하는 질병입니다. 흡인성 폐렴 위험이 있을 때는 수술을 적극적으로 검토할 수 있습니다.

환자 본인과 가족은 내과 담당의, 수술을 진행하는 외과의 양쪽 모두와 자세히 상의하고 수술을 진행했을 때와 하지 않았을 때의 장단점을 다양한 측면에서 검토하여 종합적으로 판단해야 합니다.

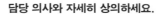

담당 의사와 자세히 상의하세요.

091

환자가 수술을 희망하면
수술을 받을 수 있나?

역류성 식도염은 양성 질병이므로 다른 심각한 질병을 안고 있어 신체적으로 엄청난 위험성이 있지 않은 한, 의사는 환자의 희망에 따라 치료를 진행하는 경우가 많습니다. 다만, 역류성 식도염이라는 질병과 치료에 대해 충분히 이해한 후에 수술을 희망하는 것이라면 좋겠지만 꼭 그렇지만은 않습니다.

30~40대 젊은 환자인데 위산을 억제하는 양성자 펌프 억제제로 증상이 사라진 후에도 재발할 우려 때문에 계속 약을 먹는 유지요법이 시행될 때가 있습니다.(141쪽 참고) 그런데 장기간 복용의 부담과 부작용에 대한 우려로 수술을 희망하기도 합니다. 수십 년간 계속 약을 먹기란 분명 쉽지 않은 일이고 장기 복용에 따른 부작용 위험도 물론 고려해야 합니다.

이때 반드시 고려해야 할 점은 유지요법과 수술은 각각 장단점이 있다는 것입니다. 수술의 기대 효과와 리스크를 면밀히 검토하여 판단할 필요가 있습니다.

092

개복 수술과
복강경 수술

예전에는 배를 크게 절개하는 개복 수술이 진행되었습니다. 그러나 최근에는 수술 상처가 작은 복강경 수술이 주로 이루어집니다. 어느 수술이든 배 안에서 진행된다는 점은 같지만 배를 크게 절개하는 개복 수술에 비해 복강경 수술은 복부에 5~12밀리미터 정도의 작은 구멍을 6개 내고 그 구멍으로 소형 카메라와 수술 도구를 삽입하기 때문에 상처가 작고 수술 후 통증도 적은 편입니다. 또 수술 부위 회복도 빨라 수술 후 금방 몸을 움직일 수가 있습니다. 입원 기간은 3일 정도로 조속한 일상생활 복귀가 가능합니다.

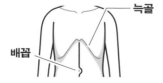

개복 수술 상처

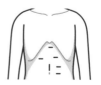

복강경 수술 상처

다만, 이전에 개복 수술을 받은 적 있는 사람은 배 안에 복벽, 위벽, 장의 유착 가능성이 있어서 일반적으로 복강경 수술보다 시야가 넓은 개복 수술을 선택합니다. 이 외에는 대체로 복강경 수술을 진행합니다.

093

복강경 수술의 종류

역류성 식도염의 복강경 수술은 위저부 주름술(위저추벽 성형술)입니다. 위저부(위의 상부로 부드럽고 잘 늘어나는 부분)를 들어 올려 식도 뒤로 분문을 감싸는 방식입니다. 분문을 어느 정도 감싸는지에 따라 크게 세 종류로 나뉩니다.

위저부로 분문을 360도 감싸는 닛센법(Nissen), 270도 감싸는 토펫법(Toupet), 180도 감싸는 돌법(Dor)[Watson법이라고도 합니다.]으로 나뉩니다.

현재 주로 진행되는 것은 닛센법으로, 위산 역류 방지 효과가 매우 높으나 수술 후 삼키기가 어려워지거나(연하 곤란) 복부 팽만감 등 합병증이 일어나기 쉽습니다. 최근에는 토펫법 시행도 증가하고 있습니다.

한편, 돌법은 닛센법, 토펫법에 비하여 역류 방지 효과가 약한 편입니다. 일반적으로 식도 이완 불능증(104쪽 참고) 치료 수술에서 시행됩니다.

닛센법과 토펫법은 수술 시간이 90분 정도입니다.

역류성 식도염의 복강경 수술은 안전성이 높은 수술로 거의 출혈이 발생하지 않습니다.

그러나 주위에 간과 대혈관이 있어서 드물게는 이와 관련된 출혈이 보이기도 하는데 그때는 수혈이 이루어집니다.

복강경 수술 중 복부 내에서 유착이 발견된 경우에는 개복 수술로 전환하기도 합니다.

역류성 식도염 복강경 수술 종류

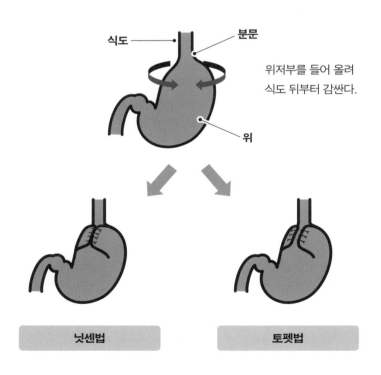

094

수술 후 증상 개선

수술을 하면 약 90%의 환자가 양성자 펌프 억제제(PPI) 복용을 중단합니다. 수술 후 증상이 완전히 사라지지 않아 PPI 복용이 필요한 경우에도 대부분은 수술 전보다 증상이 훨씬 가볍습니다.

위저부 주름술(151쪽 참고)은 위 상부로 식도를 감싸기 때문에 음식물을 삼키기 어려운 현상(연하 곤란)이 나타나기도 합니다. 그러나 일시적인 증상으로 3개월가량 지나면 거의 해결됩니다. 그래도 증상이 개선되지 않을 때는 풍선으로 분문을 확장하여 음식물이 지나가기 쉽게 만드는 조치가 이루어집니다.

복부 팽만도 수술 후 나타나는 대표적 합병증입니다. 위저부 주름술로 분문을 조인 상태라서 위 속 공기가 입으로 올라와 트림으로 배출되지 못하기 때문에 배가 부푼 듯한 느낌이 들 수 있습니다. 보통 이런 증상도 서서히 개선되는데 위의 연동 운동을 촉진하여 위의 내용물을 소장으로 배출시키는 약이 필요할 때도 있습니다. 입으로 올라오지 못한 공기가 항문으로 배출되면서 방귀 횟수가 증가하나 트림을 하게 되면 다시 방귀 횟수가 줄어듭니다.

095

위산 역류를 개선하는
내시경 수술법

복강경 수술이 몸에 부담이 적다고는 하나 복부에 6개의 구멍을 내야 하므로 전혀 없지는 않습니다. 그래서 복강경 수술보다 부담이 더 적은 치료법으로 입으로 삽입한 관을 환부까지 보내서 치료하는 내시경 수술도 증가하는 추세입니다.

지금까지 여러 가지 내시경 수술 방식이 고안되어 왔으나 장기에 걸쳐 효과와 안전성에 문제가 있어 표준화된 치료법은 아직 확립되지 않았습니다.

쇼와대학 고토도요스병원에서 새롭게 고안하여 임상 단계에 있는 내시경 수술이 ARMS(anti-reflux mucosectomy. 역류 방지 점막 절제술)입니다. 역류성 식도염 환자는 대부분 분문(위와 식도의 접합부)이 느슨해져 있습니다. ARMS에서는 위 상부 분문 부근의 점막을 적정 범위 절제합니다. 식도 자체에는 손을 대지 않습니다. 그러면 위 상부 점막을 제거한 부분에 궤양이 발생합니다. 인공적으로 궤양을 만드는 것입니다.

궤양이 치유되는 과정에서 그 부분 조직에 수축이 일어나 기존에 느슨했던 분문이 조여집니다. 인공적으로 손상된 조직이 자연히 치료되면서 원래의 기능을 회복하는 원리를 응용한 것입니다.

필자[쇼와대학 고토도요스병원 이노우에 하루히로 교수]는 지금까지 109명 환자에게 ARMS를 시술하였습니다. 그중 절반은 약 복용을 중지하였고 절반은 수술 전에는 효과를 보지 못한 약이 수술 후 효과를 발휘해서 증상이 호전되었습니다. ARMS 치료 후 10년 가까이 지난 환자도 있는데 지금까지 효과가 지속되고 있습니다.

인공적으로 궤양을 만들기 때문에 일시적으로 분문이 좁아지기도 합니다. 보통 이런 현상은 몇 차례의 풍선 확장술로 해결됩니다. ARMS는 피부에 칼을 전혀 대지 않고 인공적인 의료 장비도 몸에 남기지 않기 때문에 장기적으로도 안전한 치료법이라 할 수 있습니다. 수술에 필요한 시간은 40~60분 정도입니다.

그러나 ARMS는 위 상부가 횡격막에서 삐져나온 식도 열공 탈장(44쪽 참고) 환자에게는 적합하지 않습니다. 식도 열공 탈장이 있을 때는 외과 수술을 진행합니다.

최근 연구에서는 ARMA(anti-reflux mucosal ablation. 역류 방지 점막 지짐술)로도 ARMS와 동일한 효과를 얻을 수 있다는 결과가 나왔습니다. ARMA는 ARMS에서 점막을 절제하는 자리를 고주파 전류로 지집니다. 그러면 절제했을 때와 마찬가지로 인공 궤양이 생겨 수축이 발생하면서 느슨했던 점막을 잡아당깁니다. 수술 시간은 25~50분으로 ARMS보다 짧습니다.

2018년부터 2020년 2월까지 32명의 환자에게 ARMA가 시행

역류성 식도염의 새로운 내시경 수술

역류성 식도염 내시경 수술(ARMS)은 분문 부근의 느슨한 점막을 내시경으로 절제함으로써 분문 기능을 회복시켜 역류를 막는 수술법이다. 개선율은 100%로 피부에 칼을 대지 않고 체내에 이물을 남길 가능성도 작아 안전한 치료법으로 주목받는다.

아래 사진 Ⓐ는 ARMS 실시 전, 사진 Ⓑ는 실시 2개월 후 분문의 상태(중앙에 있는 막대기가 내시경)이다. 느슨했던 분문이 꽉 조여 있음을 알 수 있다.

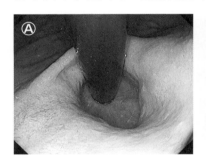 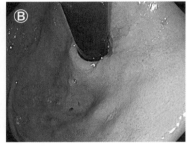

식도 열공 탈장을 동반한 역류성 식도염에 대한 내시경 수술은 ARMA가 적합하다. 사진 Ⓒ처럼 점막을 말발굽 모양으로 고주파 전류로 지지는 경우가 많다. 사진 Ⓓ는 ARMA 실시 4주 후의 상태이다. 인공적으로 만든 궤양은 거의 나았으며 느슨했던 분문이 조여 있다.

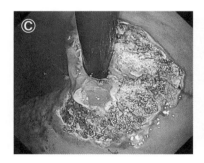 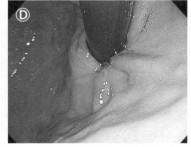

되었으며 유의미한 증상 개선 효과가 나타났습니다.

ARMA는 식도 열공 탈장을 동반한 역류성 식도 환자에게 적용합니다. 이전에는 3센티미터 이상 튀어나온 커다란 식도 열공 탈장 환자에게는 닛센법 같은 복강경 수술을 권하기도 하였으나 현재 필자의 병원에서는 ARMA를 권하고 있습니다. ARMA 수술 시 입원 기간은 4일 정도입니다.

참고로, 내시경 수술을 한 후에는 식사량이 다소 감소하고 수술 전보다도 식사하는 데 시간이 더 걸립니다. 그러므로 점심을 허겁지겁 해결하고 업무로 복귀해야 하는 열혈 회사원에게는 내시경 수술이 그리 적합하지 않습니다. 한편으로 내시경 수술을 시행한 후에 식사량이 줄어 다이어트가 되었다며 반기는 환자도 있습니다.

ARMA를 시행하는 병원과 집도의가 한정되어 있으나 안전성과 효과가 뛰어나 향후 널리 확대될 전망입니다.

096

수술 후
일상생활에서 주의할 점

수술 후에는 일반적인 식사가 가능하지만 폭음과 폭식을 반복하면 증상이 다시 재발합니다. 식사를 즐기기 힘들 정도로 예민하게 음식을 가릴 필요는 없지만 영양의 균형을 고려하여 규칙적으로 너무 배부르지 않을 정도만 꼭꼭 씹어 먹는, 이른바 건강한 식습관에 주의를 기울여야 합니다.

수술 전 앞으로 숙인 자세에서 위산이 역류하는 현상이 있었다면 수술 후에는 거의 나타나지 않으므로 해당 자세를 조심할 필요는 없습니다. 수술 후 식도 통과 장애, 복부 팽만 증상이 나타날 수 있으나(153쪽 참고) 대체로 시간이 지나면 증상은 사라집니다. 증상이 심하거나 신경 쓰일 때는 의사와 상담하기 바랍니다.

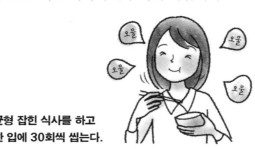

**균형 잡힌 식사를 하고
한 입에 30회씩 씹는다.**

7장   역류성 식도염 환자의
식사

097

역류성 식도염 환자가
가장 먼저 개선해야 할 생활습관

가장 먼저 개선해야 할 생활습관은 식습관입니다.

역류성 환자 중에는 '식후에 증상이 가장 강하게 나타난다'라고 호소하는 사람이 많습니다. 이는 식후 일어나는 하부 식도 괄약근의 기능 저하에 의한 위산 역류가 원인입니다.

입에 들어온 음식물이 식도를 지나 위로 들어가는 입구인 분문에 도달하면 분문을 둘러싼 하부 식도 괄약근이 느슨해지면서 음식물이 위 속으로 흘러 들어갑니다. 위는 만복 시에는 1.2~1.5리터나 담을 수 있으므로 평소에는 당연히 역류할 일이 없습니다.

그런데 너무 많이 또는 너무 빨리 먹거나 자극적인 음식을 먹으면 식도와 위에 커다란 부담이 가해지면서 하부 식도 괄약근을 느슨하게 만듭니다. 그러면 위산과 위 내용물이 역류하기 쉬워져 가슴 쓰림과 산 역류(위산이 역류하여 목과 입에서 신맛이 느껴지는 것) 같은 증상이 나타납니다.

특히 고령으로 하부 식도 괄약근의 근력이 약해진 사람, 비만으로 내장지방이 많아 위를 압박하기 쉬운 사람, 등이 구부정하고

160

자세가 나쁜 사람은 음식에 더욱 영향을 받기 쉬우므로 주의가 필요합니다.

역류성 식도염을 예방하려면 구체적으로 식사를 어떻게 바꾸면 좋을까요? 적어도 아래 세 가지는 오늘부터 실천해보기 바랍니다.

① 식사량은 약간 모자란 듯이

'조금 더 먹고 싶다'라는 생각이 드는 시점에서 식사를 마칩니다. 그러기 위해서는 아침·점심·저녁 규칙적으로 한 끼에 30분 이상 시간을 들여서 먹고 한 입에 30회 이상 꼭꼭 씹어서 먹습니다.

② 잠자기 3~4시간 전에 식사 끝내기

위산 역류를 예방하려면 식후에 바로 눕지 않고 저녁 식사는 잠자기 3~4시간 전에 마칩니다. 또 식사 직후 입욕도 소화 활동을 방해하므로 식사 후에는 1시간 이상 간격을 두고 욕조에 몸을 담그는 것이 좋습니다.

③ 고단백·고지방 음식만 먹지 않기

식생활이 서구화되면서 역류성 식도염이 증가한 배경에는 단백질과 지방 섭취량 증가라는 요인이 있습니다. 소화하는 데 시간이 걸리고 위산 분비를 촉진하는 단백질과 지방을 과잉 섭취하지 않도록 주의하고 영양가 있는 음식을 골고루 먹습니다.

098

역류성 식도염을 유발하는
3대 음식

　역류성 식도염인 사람이라면 무조건 맵고 뜨겁고 기름진 음식
을 주의해야 합니다. 그 이유를 살펴보겠습니다.

　요즘은 그야말로 매운 음식 열풍입니다. 극도로 매운 라면, 카
레, 마파두부 등 음식점에서는 연구에 연구를 거듭해 극한의 매운
맛 메뉴를 선보입니다.

　그런데 이런 매운맛은 식도 점막을 자극합니다. 역류성 식도염
으로 식도 점막에 이미 염증이 있는 상태라면 매운 음식이 염증
을 악화할 가능성이 큽니다. 또 매운 음식은 위산 분비량을 증가
시켜 위산 역류를 유발할 수 있어 역류성 식도염이 있는 사람에
게는 추천하기 어렵습니다. 물론 먹을 때의 즐거움 또한 중요하므
로 매운 음식을 좋아하는 사람에게 아예 먹지 말라고는 할 수 없
지만 먹는 양과 빈도를 줄여보기를 권합니다.

　뜨거운 음식은 어떨까요. 뜨거운 차를 마셨을 때 차가 식도를
지나는 순간 가슴에 뜨거움을 느낀 적은 누구나 한 번쯤 있겠지
요. 피부였다면 화상을 입을 정도이므로 식도 점막에도 영향이 있

습니다.

뜨거움에 의해 식도 점막 염증이 악화되거나 자극 때문에 식도 지각이 예민해지면 미량의 위산 역류에도 가슴 쓰림을 느끼게 됩니다.

뜨거운 국물이나 국수, 라면 등은 너무 뜨거울 때 입에 넣지 말고 삼켰을 때 뜨거움이 느껴지지 않을 정도로 식혀서 먹는 편이 좋습니다.

기름진 음식에 대해서는 역류성 식도염으로 고민하는 사람이라면 경험적으로 이미 '먹고 나면 속이 쓰려서 먹지 않는 음식'이라는 인식이 있을지도 모릅니다.

기름진 음식을 먹으면 지방분 분해를 촉진하는 콜레키스토키닌이라는 호르몬이 십이지장에서 분비되는데 이 영향으로 하부 식도 괄약근이 느슨해지고 위산이 역류하여 식도 점막을 손상하기 때문입니다. 게다가 지방을 위에서 소화하기 위해서는 다량의 위산이 필요하므로 위산 분비량도 증가합니다.

역류성 식도염이 개선되길 바란다면 갈비, 튀김, 돈가스와 같은 고지방식은 피하는 편이 좋습니다.

099

커피나 녹차를 많이 마시면 역류성 식도염이 생긴다

커피나 녹차를 많이 마시면 역류성 식도염이 생긴다는 이야기를 많이 들어봤을 것입니다. 그 이유는 커피와 녹차에 함유된 카페인의 영향 때문입니다. 카페인은 위를 자극하여 위산 분비를 촉진합니다. 이에 더해 역류 예방 작용을 하는 하부 식도 괄약근을 느슨하게 만들어 위산의 역류를 유발합니다. 이로써 식도 점막이 손상되면서 역류성 식도염의 다양한 증상이 나타납니다.

카페인이 포함된 음식은 커피와 녹차뿐만이 아닙니다. 홍차, 우롱차, 코코아, 초콜릿 등에도 들어 있으며 잠 깨는 효과가 있는 껌에도 각성 작용을 위해 카페인이 사용됩니다. 또 영양 드링크, 에너지 드링크라 불리는 음료에도 함유되어 있습니다.

카페인을 섭취했을 때 가슴 쓰림 증상이 나타난다면 섭취량을 줄일 필요가 있습니다. 최근에는 카페인 함량을 줄인 '디카페인'이나 카페인이 들어가지 않은 '논카페인' 녹차와 커피도 있으니 시도해보면 어떨까요?

100

탄산음료와
역류성 식도염

역류성 식도염으로 진단받았고 증상까지 심하다면 탄산음료를 피하는 편이 좋습니다.

탄산음료는 이산화탄소를 고압으로 물에 녹인 음료입니다. 탄산음료를 마시면 탄산음료에 녹아 있는 이산화탄소가 기화하여 위 안에서 가스가 됩니다. 그러면 위 내압이 높아져 트림이 되어 입으로 나오는데 그때 하부 식도 괄약근이 느슨해지면서 위산이 역류하기 쉬워집니다.

탄산음료는 그 이름에 '산'이 붙어 있듯이 산성 음료이지만, pH4.0~5.5 정도로 위산에 비하면 중성에 가까워 탄산음료를 마신다고 해서 위 내부가 산성화되지는 않습니다. 산성이 역류의 원인이라기보다 앞서 언급한 것처럼 이산화탄소 가스에 의한 위의 팽만이 위산 역류를 조장한다고 볼 수 있습니다.

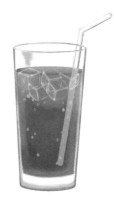

101

역류성 식도염과 술,
가려 마셔야 하는 주종과 주량

과도한 음주는 삼가고 마시고 싶을 때는 소량만 마실 것을 권합니다.

소량의 술에는 위산 분비를 촉진하고 위 혈류를 좋게 만들어 위의 기능을 활성화하고 식욕을 돋우는 효과가 있습니다. 그런데 대량으로 마시면 위산 분비가 지나치게 많아지면서 역류가 발생하기 쉽습니다. 또 술은 식도 하부 근육(평활근)에 작용하여 하부 식도 괄약근을 느슨하게 만들고 식도의 연동 운동(내용물을 밀어 보내는 운동)을 저하합니다. 이것도 위산 역류를 유발하는 요인이 됩니다.

맥주 같은 발포주는 위 내압을 높여 위산 역류를 유발할 수 있으며 도수가 높은 술을 스트레이트로 마시거나 공복에 마시는 것도 식도와 위 점막 손상을 손상시킵니다. 적당한 음주량은 1일 청주로는 1컵(180밀리리터), 위스키 더블로 1잔(약 60밀리리터), 증류식 소주로는 반 컵(약 100밀리리터) 정도입니다. 적정한 수준으로 기분 좋게 즐겨보는 건 어떨까요?

166

102

달콤한 과자는
역류성 식도염 증상의 원인

화과자처럼 달콤한 디저트에 다량 함유된 당분과 역류성 식도염 발병의 직접적 연관성은 밝혀지지 않았습니다. 그러나 당분 과다 섭취는 비만과 밀접한 관련이 있습니다. 살이 찌면 복압이 높아지기 때문에 위가 압박을 받아 위산이 역류할 가능성이 커집니다.(40쪽 참고) 그러므로 달콤한 과자는 많이 먹지 않는 편이 좋습니다.

버터크림이나 생크림 등을 사용한 고지방 케이크류는 특히 주의해야 합니다. 지방을 소화하는 데는 시간이 걸리기 때문에 위에 체류하는 시간이 길어집니다. 그러면 자연히 위산 분비량이 많아지면서 역류하여 식도에 염증(미란)이 생기기 쉽습니다.

너무 예민하게 염려할 필요는 없지만 음주는 가슴 쓰림이나 여러 증상이 나타나지 않을 정도로 즐기는 편이 좋겠습니다.

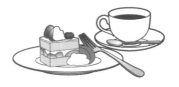

달콤한 과자는 적당량만 즐긴다. 케이크를 비롯해 지방이 많은 크림은 특히 주의한다.

103

차가운 아이스크림은
역류성 식도염을 악화한다

차가운 음식이 역류성 식도염을 악화한다는 데이터는 없습니다. 원래 역류성 식도염은 식도에 일어나는 염증으로, 식도 점막이 조금 짓무른 상태를 가리킵니다. 일반적으로 짓무른 부분에 뜨거운 것이 닿으면 그 부분은 화상 같은 손상을 입어 염증이 확대될 우려가 있습니다. 그러나 아이스크림이나 간 얼음, 찬물 등은 뜨거운 것에 비하면 식도를 통과할 때 그리 영향을 주지 않습니다. 다만, 역류성 식도염인 사람은 스트레스 탓에 위의 혈액 순환이 좋지 않거나 동양의학 측면에서 '몸이 찬 상태'일 수 있으니 찬 음식 섭취에 주의가 필요합니다.

음료나 음식물은 너무 뜨겁거나 차갑지 않은 적당한 온도일 때 섭취합니다. 온도로 따지면 60도 정도로, 잘 식지 않는 용기에 담아 조금씩 먹습니다. 특히 아침저녁으로 데운 물을 마시는 습관을 들이는 것도 좋습니다. 따뜻한 음료는 혈류를 원활하게 하여 위 기능을 정상으로 조절합니다.

104

빨리 먹는 사람, 많이 먹는 사람은 역류성 식도염이 발생하기 쉽다

　빨리 먹는 사람, 많이 먹는 사람에게 역류성 식도염이 많이 나타나는 이유는 대량의 음식물이 잇달아 위로 들어오면 위 내압이 올라가 일시적으로 하부 식도 괄약근이 느슨해져서 위 내용물이 역류하기 때문입니다.

　빨리 또는 많이 먹을 때는 자연스레 씹는 횟수가 적어집니다. 본래 씹는 과정에서는 침과 음식물이 섞여 소화 흡수되기 쉬운 형태로 만들고 침 속의 베타 아밀라아제가 전분을 소화해서 위장으로 보냅니다. 그런데 씹는 횟수가 적으면 음식물이 커다란 상태로 위장에 들어가기 때문에 소화하는 데 시간이 걸리고 음식물이 위 속에 오래 머무릅니다. 그러면 위산을 포함한 위액 분비량도 자연히 증가합니다. 또 잘 씹지 않고 음식물을 삼키면 공기도 같이 삼키는 탓에 트림이 나오면서 역류성 식도염 발생 위험이 증가합니다. 게다가 빨리 먹거나 많이 먹으면 비만이 되기 쉽다는 사실이 여러 연구에서 밝혀졌습니다. 비만으로 내장지방이 쌓이면 위가 압박을 받아 위산 역류가 발생할 가능성도 커집니다.

105

과식·속식 예방법으로 좋은 식전 채소는 역류성 식도염에도 좋을까?

빨리 먹거나 많이 먹는 일을 예방하려면 식사할 때 우선 식이 섬유가 풍부한 채소를 충분히 먹는 것이 도움이 됩니다. 그래서 과식과 속식의 예방법으로 식전 채소를 많이 추천합니다. 식이섬 유를 잘게 씹는 데는 시간이 걸리고 위가 차면서 일찌감치 뇌의 만복 중추가 자극받아 섭취량을 줄일 수 있습니다.

그러나 역류성 식도염 환자는 식도에 염증이 있어 위 기능도 떨어져 있을 가능성이 있으므로 식도와 위장에 부담이 가기 쉬운 식전 채소는 피하는 편이 좋습니다.

식이섬유가 많은 죽순, 우엉, 옥수수, 머위 같은 산채나 곡류 중 에서도 현미는 적은 양을 섭취하도록 주의합니다. 섬유질이 질긴 음식은 조리 시 으깨거나 잘게 다져서 섭취하면 소화에 도움이 됩니다.

채소는 소화되기 쉽게 조리해서 먹는다.

106

식후 소파에 누워서 쉴 때 속이 쓰리다면 위산 역류를 의심할 것

앉거나 선 자세에서는 식도가 위보다 상부에 위치하므로 중력의 영향을 받아 위산이 역류할 가능성이 작습니다. 그런데 누웠을 때는 위장이 식도보다 위쪽에 오는 경우가 있는데 식후에는 하부 식도 괄약근이 느슨해지기 쉬운 데다 위산이 다량 분비되기 때문에 위산이 식도로 역류하면서 가슴 쓰림 증상이 나타납니다. 그러므로 식후 바로 눕는 일은 피해야 합니다.

특히 소화 활동이 활발한 식후 30분 이내에는 눕지 말고 의자에 앉아 상체를 세운 상태로 쉬는 편이 좋습니다. 또 잠자기 1~2시간 전에는 식사하지 않습니다.

NG!

107

식후에 신물이 넘어와서 괴로울 때 식후 껌 씹기가 역류 예방에 도움이 될까?

껌을 씹으면 침 분비가 촉진됩니다. 식후 신물이 넘어오는 산 역류 증상이 나타날 때 껌을 씹으면 침으로 위에서 넘어오는 내용물을 씻어내리고 식도 점막을 보호한다는 점에서는 역류성 식도염 예방에 도움이 될 수 있습니다.

껌을 씹는 것보다 간단한 방법으로는 물 마시기가 있습니다.

물을 마시면 역류한 위산을 씻어내릴 수 있습니다. 다른 어떤 음료보다도 물이 가장 좋습니다. 녹차에는 카페인이 들어 있어 오히려 역류성 식도염을 유발할 수 있습니다.(164쪽 참고)

물론 식후 껌을 씹어 산 역류의 불쾌감을 해소해도 무방합니다.

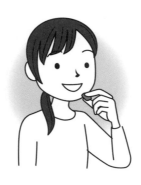

108

식후 바로 목욕은 피하라

역류성 식도염이 아니더라도 일반적으로 입욕은 식후 1~2시간 정도 지난 후에 하는 편이 좋습니다.

식후에는 음식물의 소화를 촉진하기 위해 혈액이 위에 집중됩니다. 그러나 입욕 시에는 따뜻한 물 온도 때문에 혈액이 전신을 돌아 위로 가는 혈액이 부족해지면서 소화 활동이 충분히 이루어지지 못합니다. 음식물을 소화하는 데는 평균 3시간, 지방이 많은 음식을 먹었다면 약 6시간이 걸립니다. 적어도 식후 1~2시간은 혈액을 소화 활동에 집중하여 활용하는 편이 좋습니다.

저녁 귀가 후에는 따뜻한 물에 몸을 담가 피로를 푼 다음 식사하는 편이 식도와 위 건강을 위해서는 바람직합니다.

식후에 씻어야 한다면 뜨거운 물에 오래 몸을 담그지 말고 샤워로 간단히 씻는 방법도 고려해볼 수 있습니다. 목욕 후에는 몸이 식지 않도록 땀과 물기를 잘 닦고 옷을 입습니다. 특히 복부가 차가워지면 감기에 걸리기 쉽고 혈액 순환이 나빠져 위장 기능이 저하됩니다. 역류성 식도염인 사람은 더욱 주의가 필요합니다.

109

가슴 쓰림과 같은 증상이 심할 때
바람직한 식사법

가슴 쓰림 증상이 너무 심할 때는 식사를 하지 말고 상태를 지켜보길 바랍니다. 증상이 가벼워지면 다음 사항에 유의하여 위산 분비를 증가시키지 않는 음식으로 천천히 식사합니다.

• **조금씩 여러 번 나눠서 먹는다** : 위산은 한 번에 먹는 양이 많을수록 증가하므로 여러 번에 나누어 먹으면서 위산 분비량을 조절합니다.

• **소화가 잘되는 음식을 먹는다** : 소화가 잘되는 식자재를 고릅니다. 무, 참마 등 식이섬유가 부드럽고 소화 효소가 다량 함유된 음식이나 지방이 적은 흰살생선, 닭가슴살 등을 선택합니다. 식이섬유가 많은 것은 잘게 다지고 푹 조려서 먹는 등 소화가 잘되는 방식으로 조리하여 먹습니다.

• **앉아서 천천히 먹는다** : 서서 또는 걸어가면서 음식을 먹지 않습니다. 충분히 씹지 않고 음식물을 삼키면 위에 부담이 커지면서 위산 역류가 증가할 가능성이 있습니다.

110

증상이 있을 때
먹기 좋은 메뉴

소화가 잘되는지는 물론이고 체력이 떨어지지 않도록 열량을 충분히 보충할 수 있는 음식인지도 고려합니다.

찰기 없이 부드러운 국수나 죽, 옥수수나 감자 등을 사용한 곡류 수프를 추천합니다. 소화 효소(음식물을 소화 분해하고 영양소를 흡수하기 쉬운 형태로 만드는 물질)가 풍부한 무, 참마를 갈거나 위벽 보호 작용이 있는 낫토, 오크라, 몰로키아를 잘게 다져서 국수나 죽에 올려서 먹으면 더욱 좋습니다.

복부 냉증을 피하고 혈류를 원활하게 하기 위해서는 차가운 음식보다 따뜻한 음식이 좋습니다.

찬물보다 데운 물을, 차가운 국수보다는 따뜻한 국수를 먹는 편이 좋겠지요. 다만, 너무 뜨거운 음식은 식도와 위를 자극하므로 주의하기 바랍니다.

111

식사 중 마시는 물과
식후 역류성 식도염 예방 효과

식사 중에 적정량의 물을 마시면 역류성 식도염 증상을 억제하는 데 도움이 됩니다. 그러나 그 이유는 위산의 희석과는 관계가 없습니다. 식도로 역류하여 식도 벽면에 묻어 있는 위산을 물이 씻어 내리기 때문입니다.

만약 물을 마셔서 위산을 희석하고자 한다면 1회 식사 시 위산 분비량(500~700밀리리터)을 고려할 때 꽤 많은 양을 마셔야 합니다. 하지만 물을 많이 마시면 위 압력이 오히려 높아집니다. 그래서 하부 식도 괄약근이 느슨해지고 위산 역류를 초래해 식도에 심한 손상을 입힐 수 있습니다. 위산의 기능을 떨어뜨리는 확실한 방법은 제산제를 이용하는 것입니다.

물?

112

생선 기름이 위산 분비를
억제하는 데 도움이 된다

생선 기름에는 DHA(docosahexaenoic acid, 도코사헥사엔산)와 EPA (eicosapentaenoic acid, 에이코사펜타엔산) 등 오메가3계 지방산이 다량 함유되어 있습니다. 오메가3계 지방산은 혈중 중성지방과 나쁜 콜레스테롤(LDL 콜레스테롤)을 줄이고 좋은 콜레스테롤(HDL 콜레스테롤)을 늘리는 등 다양한 건강 효과가 있습니다. 위에 분포하는 교감신경을 활성화하고 위산 분비를 억제하는 작용도 있어 역류성 식도염인 사람에게 도움이 됩니다.

생선 중에서도 가다랑어, 참치, 전갱이, 정어리, 꽁치, 고등어 같은 등푸른생선에는 오메가3계 지방산이 듬뿍 들어 있습니다. 다만, 아무리 역류성 식도염에 좋다고 해도 등푸른생선만 먹는 것은 좋지 않습니다. 지방산에는 오메가3계 지방산 외에도 여러 종류가 있으며 저마다 다른 작용을 하기에 영양 균형을 고려하여 식사하는 것이 좋습니다. 예를 들면, 참기름이나 해바라기유 등에 함유된 오메가6계 지방산은 오메가3계 지방산과 4 대 1 비율로 섭취하는 것이 적당합니다.

113

비타민U가 역류성 식도염
증상 개선에 효과적이다

비타민U는 양배추즙에서 발견된 메틸메티오닌 설포늄 염화물을 가리킵니다. 비타민이라 불리지만 엄밀히 따지면 비타민은 아닙니다.

손상된 위 점막을 치유하는 작용이 있어 발견 당시에는 위궤양 개선에 유효한 성분으로 알려졌습니다. 현재는 위산 분비 증가를 억제하는 작용 때문에 역류성 식도염 증상 개선에도 효과적이라는 것이 밝혀졌습니다.

비타민U가 함유된 채소로는 양배추 외에도 양상추, 셀러리, 아스파라거스, 브로콜리, 배추 등이 있습니다. 비타민U는 열에 약하므로 채소를 생으로 먹는 편이 영양소 섭취에 효율적이지만 역류성 식도염 환자는 위에 부담이 가지 않도록 따뜻하게 조리해 먹어야 소화도 잘되고 먹기에도 편합니다. 삶았을 때는 삶은 물에 비타민U가 녹아 있으므로 국물까지 먹도록 합니다.

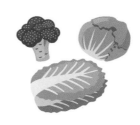

**비타민U가 다량 함유된
주요 채소**

114

초무침을 먹은 뒤에
가슴 쓰림이 나타나는 이유

　초무침 같은 음식을 먹은 뒤에 생기는 가슴 쓰림 증상은 강한 산이 식도 점막을 과도하게 자극하기 때문입니다. 레몬을 비롯한 감귤류 같은 신 음식이 식도를 통과할 때도 마찬가지입니다.

　음식물이 식도의 연동 운동(내용물을 밀어 보내는 운동)으로 식도를 통과하여 위에 도달하기까지는 5~6초 정도가 걸립니다. 이때 식도 점막의 자극을 감지한 위 내부에서는 위산의 분비가 늘어나고 위의 입구인 하부 식도 괄약근이 느슨해지며 음식물을 받아들일 준비를 시작합니다. 이때 들어온 음식물의 자극(산)이 너무 강하면 식도 벽이 자극을 받아 음식물을 받아들인 뒤에는 닫혀야 할 하부 식도 괄약근이 일시적으로 느슨해집니다. 그러면 위 내용물이 식도로 역류하기 쉬워져서 음식의 산보다 더 강한 위산의 자극으로 식후 가슴 쓰림이 발생합니다. 이처럼 위산 역류와 정체가 반복되어 식도가 위산에 지속적으로 노출되면 식도 점막 손상이 심해져 염증이 생기고 증상을 악화합니다. 신맛이 많이 나는 음식을 섭취할 때는 주의하기 바랍니다.

115

우유는 역류성 식도염
예방에 도움이 될까?

오래전부터 '우유는 위에 부담을 주지 않는 음료'라는 인식이 있습니다. 그러나 최근에는 우유에 그런 효과가 없다는 주장도 있습니다. 실제로 어떤지는 정확히 판단하기 어렵지만 우유를 마시고 딱히 불편한 증상이 나타나지 않는다면 그 사람에게는 '위에 부담 없는 음료'라고 생각해도 좋겠지요. 어느 정도는 식도와 위 보호에 도움이 될 수 있습니다. 자기 전에 우유를 마시면 수면 중 식도 점막에 붙어서 환부를 보호하는 의약품(Maalox™ 등)과 비슷한 효과를 낸다고 알려져 있습니다.

또 우유에는 칼슘이 많아 뼈 노화 예방에도 도움이 됩니다. 골다공증도 역류성 식도염의 원인 중 하나이므로(99쪽 참고) 그런 점에서도 평소 우유를 마시는 습관은 추천할 만합니다. 다만, 우유에는 지방도 포함되어 있으므로 너무 많이 마시면 오히려 위산 분비를 촉진할 가능성도 있습니다. 저지방이나 무지방 우유도 시중에 나와 있으니 시도해보기를 권합니다.

116

올리브유는 역류성 식도염 예방에 효과적

올리브유에는 산화되기 어려운 오메가9계 지방산인 올레산이 다량 함유되어 있습니다. 올레산은 혈중 나쁜 콜레스테롤(LDL 콜레스테롤)을 낮추는 작용을 합니다. 올리브유를 일상적으로 섭취하는 지중해 지방에서 동맥경화와 심장병 발병이 적은 이유는 올레산의 이런 효과와 관련 있다고 알려져 있습니다.

또 올레산은 위에 체류하는 시간이 짧아 소화에도 부담이 적어서 하부 식도 괄약근에 미치는 영향도 적습니다. 더욱이 올레산은 장의 연동 운동(내용물을 밀어 보내는 운동)을 촉진하는 작용으로 배변 활동을 도와준다고 알려져 있습니다. 변비에 걸리면 변을 내보내려고 배에 과도하게 힘을 주기 때문에 복압이 높아지고 위산이 역류하기 쉽습니다. 배변을 도와주는 올레산은 역류성 식도염인 사람에게 긍정적으로 작용할 수 있습니다.

일반적으로 기름(지방)은 소화하기 어려워 위산이 다량 분비됩니다. 역류성 식도염이 있다면 소화에 부담이 적은 올리브유를 요리에 사용해보세요.

117

레몬이나 토마토, 양파가
역류성 식도염 증상을 유발하나?

역류성 식도염이 있다면 레몬, 토마토, 양파처럼 자극이 강한 과일이나 채소는 주의해야 합니다.

레몬 같은 신 감귤류나 토마토처럼 산미가 있는 채소는 산도가 높아 식도를 빠져나갈 때 식도 점막 염증 부분을 자극하고 하부 식도 괄약근을 느슨하게 만들어 위 내용물이 역류할 우려가 있기 때문입니다.(179쪽 참고)

또 양파 외에도 마늘, 생강, 고추 등 향미 채소도 하부 식도 괄약근에 작용하여 역류를 유발할 가능성이 있습니다.(162쪽 참고)

이런 음식은 위에 부담이 가지 않도록 소량만 먹고 향미 채소는 삶거나 볶는 등 열을 가해서 섭취하면 자극적인 향과 매운맛이 감소하여 식도와 위에 부담을 적게 줍니다.

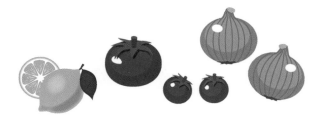

8장

역류성 식도염 환자의
일상생활과 셀프 케어

118

갑자기 나타나는 역류성 식도염 증상에 물을 마시면 도움이 될까?

튀김을 먹었더니 갑자기 가슴이 쓰리거나 밤중에 갑자기 신물이 넘어오는 역류성 식도염 증상이 돌연 나타났다면 우선 물을 마시는 방법이 유효할 수 있습니다. 데운 물이나 카페인이 없는 보리차도 좋습니다. 물을 한 잔 마시면 식도의 위벽을 씻어 내리면서 역류한 위산과 위의 내용물을 무사히 위로 돌려보낼 수 있습니다.

증상이 나타날 때의 긴급 대처법은 이 밖에도 다음과 같은 것들이 있습니다.

자세를 바꾼다(앞으로 숙인 자세였다면 상체를 바로 세우고 가슴을 편다)

앞으로 숙인 자세는 위를 압박하여 위의 압력을 상승시킵니다. 그래서 하부 식도 괄약근을 자극하여 위의 내용물이 역류할 위험이 있습니다. 가슴 쓰림, 신물이 올라오는 증상(위산이 역류하여 목과 입에서 신맛이 느껴지는 것), 목의 이물감 등의 원인이 됩니다. 갑자기 증상이 나타나면 자세를 바로 하고 턱을 당겨 자세를 바꿔봅니다. 흉곽을 여는 동작 하나로 증상이 개선되기도 합니다.

복식 호흡·역복식 호흡을 한다

복식 호흡도 증상을 완화하는 데 효과가 있습니다. 심호흡을 하면 횡격막이 자극받아 느슨한 하부 식도 괄약근이 조여져 증상이 개선될 수 있습니다. 복식 호흡은 크게 숨을 들이마시고 아랫배를 부풀렸다가 숨을 내쉬며 아랫배를 집어넣는 호흡법입니다. 천천히 호흡해보세요.

복식 호흡뿐만 아니라 숨을 들이마실 때 배를 집어넣고 숨을 내쉴 때 배를 부풀리는 역복식 호흡법도 증상 완화에 효과가 있습니다.(202쪽 참고)

벨트를 느슨하게 한다

증상이 나타나면 복부를 압박하는 허리띠나 거들 등으로 몸을 조이고 있지 않은지 확인하고 느슨하게 풀어줍니다.(196쪽 참고)

증상을 유발하는 음식을 삼간다

증상이 있을 때는 고지방·고단백, 향신료가 많이 들어 있는 음식, 정크 푸드, 산미가 너무 강하거나 너무 뜨거운 음식, 카페인이 다량 함유된 커피·홍차·녹차·초콜릿·코코아, 탄산음료, 술 등은 삼갑니다.(162~167쪽 참고)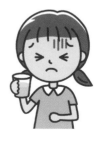

119

엎드려 잘 때 나타나는
역류성 식도염 증상 대처법

엎드려 자는 자세는 복부를 압박하기 때문에 신물이 넘어오는 역류성 식도염 증상이 일어나기 쉽습니다.

역류가 발생하기 쉬운 시간대는 식후 2~3시간 그리고 취침 중입니다. 보통 잘 때는 하부 식도 괄약근이 조여 있어서 역류가 일어나지 않지만 엎드린 자세에서는 위가 압박을 받아 위 내압이 높아집니다. 이때 일시적으로 하부 식도 괄약근이 느슨해져서 발작적으로 신물이 넘어오거나 메스꺼움, 기침 같은 증상이 발생합니다. 이런 증상 때문에 수면 장애가 생기기도 합니다.

잘 때는 엎드린 자세를 피하고 옆으로 누워서 자는 것이 좋습니다. 옆으로 누울 때는 왼쪽이 밑으로 가도록 눕습니다. 위는 왼쪽으로 볼록 튀어나온 모양을 하고 있어서 왼쪽으로 누우면 깊게 굴곡이 있는 좌측 만곡부에 위의 내용물이 안정적으로 위치하기 때문에 역류가 일어나기 어렵습니다. 반대로 몸의 오른편이 밑으로 가면 위가 식도보다 위쪽에 오게 되어 역류가 쉽게 일어나므로 주의가 필요합니다.(204쪽 참고)

120

높은 베개를 베면 수면 중 위산 역류를 예방할 수 있을까?

베개의 높낮이보다는 수면 시 상반신을 높게 유지하는 것이 중요합니다. 수면 중에는 위가 압박되는 자세 때문에 역류가 발생하기 쉬운데 이를 방지하기 위해서는 상반신을 높이는 방법이 효과적입니다. 높은 베개로 머리만 높이면 목이 꺾여 호흡을 방해하므로 깊이 잠들기가 어렵습니다. 이상적인 형태는 허리부터 목까지 약 15도 경사진 상태로 상반신을 높이 두는 것입니다.

최근 상반신을 올릴 수 있는 베개도 판매 중이지만 수건을 겹쳐서 자기 나름의 맞춤형 베개를 만들어 사용해도 좋습니다.

옆으로 누워 자기 힘든 경우에는 상반신을 높인 상태로 좌측이 아래로 가는 자세를 만들어보세요.(204쪽 참고)

잘 때는 상반신을 높인다
허리부터 목까지
약 15도 경사를 만든다.

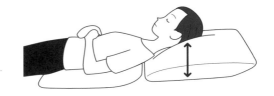

121

수면 부족도 역류성 식도염을 유발한다는데 잘 자는 방법이 있나?

수면 중 나타나는 가슴 쓰림, 기침 등의 역류성 식도염 증상 때문에 수면 부족을 호소하는 환자가 적지 않습니다. 이런 수면 부족이 자율신경(자신의 의지와 무관하게 내장과 혈관의 움직임을 조절하는 신경)의 혼란을 초래하여 위 기능에 악영향을 미칩니다. 이로써 역류성 식도염 때문에 발생한 수면 부족이 역류성 식도염을 더욱 악화하는 악순환에 빠지고 맙니다.

우선은 취침 중 역류성 식도염을 예방하기 위해서 잠자기 3시간 전부터는 음식을 먹지 않는 것이 좋습니다. 충분히 자지 못한 느낌이 드는 날에도 아침에는 늘 같은 시간에 기상하여 햇볕을 쬐는 것이 자율신경 균형을 회복하는 데 도움이 됩니다.

이와 더불어 수면 환경 또한 중요합니다. 침실은 소음이나 밝은 빛이 들어오지 않는 조용한 환경을 만들고 잠자리에 들 때는 몸을 조이지 않는 옷을 고릅니다. 또한 자기 직전까지 스마트폰이나 텔레비전을 보는 습관을 고쳐 뇌에 가해지는 자극을 가능한 한 줄입니다.

122

등이 구부정한 사람의
위산 역류 대처법

등이 구부정한 자세는 복부를 압박하여 위 내압을 상승시킵니다. 이때 위의 입구에 있는 분문이 자극을 받아 하부 식도 괄약근이 느슨해지면서 위 내용물이 역류하기 쉬워집니다. 등이 구부정해지는 원인은 대체로 일상생활 속에 숨어 있기 때문에 생활습관의 점검이 증상 개선으로 이어집니다. 고령이 되면 골다공증(골량이 감소하여 뼈가 약해지는 질병) 등의 영향도 있어 굽은 등을 개선하기에는 다소 시간이 걸리지만 우선 바른 자세를 의식하는 일이 중요합니다.

등을 벽에 대고 서서 바른 자세를 익힌다

일반적으로 구부정한 자세는 독서나 컴퓨터 작업에 장시간 집중할 때, 잡초 제거나 집안일을 오래 할 때 몸이 앞으로 숙여지면서 자세가 나빠져 등이 둥글게 말린 상태로 정착된 경우가 많습니다. 바른 자세를 익히려면 벽에 등을 대고 서보세요. 벽을 대고 서서 뒤통수와 견갑골, 엉덩이, 뒤꿈치가 편하게 벽에 닿는 상태가 좋은 자세입니다. 등이 구부정한 사람은 벽을 대고 서서 조금씩 자세를 교정해나가면 바른 자세를 익힐 수 있습니다.

가슴 근육을 펴고 등 근육을 단련한다

등이 구부정한 자세는 가슴 근육이 수축되고 등 근육이 늘어나 있는 상태입니다. 가슴 근육을 펴는 스트레칭과 등 근육을 단련하는 스트레칭을 세트로 시행하면 구부정한 자세를 교정하는 데 도움이 됩니다. 집안일을 하는 틈틈이 고양이 자세와 물고기 자세를 취해보세요.

바른 자세 확인법

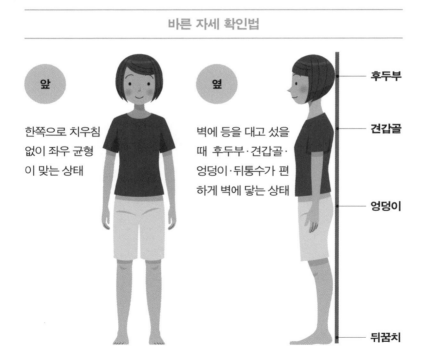

앞
한쪽으로 치우침 없이 좌우 균형이 맞는 상태

옆
벽에 등을 대고 섰을 때 후두부·견갑골·엉덩이·뒤통수가 편하게 벽에 닿는 상태

후두부

견갑골

엉덩이

뒤꿈치

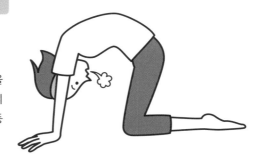

① 바닥에 양손과 양 무릎을
댄 상태로 배를 끌어 올리
고 숨을 내쉬면서 등을 둥
글게 만든다. 3회 호흡한다.

② 숨을 들이마시면서 배를
아래로 떨어뜨리고 등을
젖혀 엉덩이를 위로 향하
게 한다. 3회 호흡한다.

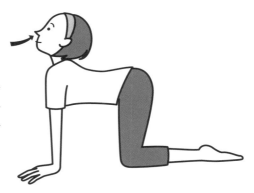

물고기 자세

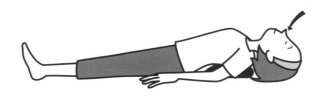

① 등을 바닥에 대고 누워 등에 베개를 받친다. 손바닥이 아래를 향하게 하고 엉덩
이 밑에 넣는다.
② 숨을 쉬면서 가슴을 천장 쪽으로 들어 올리고 가슴을 젖혀 3회 호흡한다.

123

역류성 식도염을
예방하는 운동, 악화시키는 운동

운동과 역류성 식도염의 연관성을 조사한 연구는 다수 있습니다. 예를 들면 운동 중 역류성 식도염 증상이 나타나는 29명의 운동선수를 대상으로 조금 몸을 움직이는 정도의 유산소 운동인 사이클링, 사이클링보다 격렬한 움직임을 동반하는 유산소 운동인 달리기, 무산소 운동인 중량 들기에 의한 각각의 위산 역류 시간(산 노출 시간)을 조사한 연구가 있습니다. 이 연구에서는 중량 들기 시 산 노출 시간이 가장 길고 사이클링 시 가장 짧다는 결과가 나왔습니다.

또 역류성 식도염 증상이 없는 12명의 건강한 사람에게 사이클링, 달리기, 근력 운동 등을 시행하게 한 연구에서도 비슷한 결과가 나왔습니다. 달리기 때 가장 산 노출 시간이 길고 그다음은 근력 운동이었습니다. 이 밖에도 운동을 좋아하는 10명에게 달리기를 요청한 연구 결과, 달리기는 식도의 연동 운동(내용물을 밀어내는 운동)을 저하하는 동시에 하부 식도 괄약근을 느슨하게 만들 가능성이 있다는 것이 밝혀졌습니다.

이 같은 연구 결과로 미루어볼 때 격렬하게 몸을 움직이는 운동이나 순간적으로 힘을 내는 근력 운동 등은 역류성 식도염을 유발할 우려가 있으며 증상을 악화할 가능성이 있다고 판단할 수 있습니다.

반대로 역류성 식도염 증상을 개선·예방하는 데는 걷기나 사이클링처럼 운동 강도가 약한 유산소 운동이 적합합니다.

역류성 식도염을 예방하는 운동, 악화시키는 운동

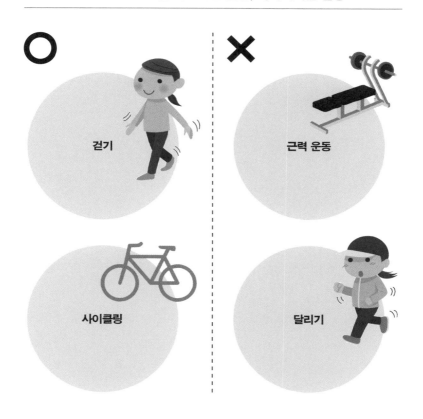

124

골다공증과 위산 역류

골다공증은 골량이 줄어 뼈가 약해진 상태입니다. 이때는 뼈 강도가 저하되고 등뼈를 구성하는 척추가 손상되면서 자세가 구부정해지기 쉽습니다. 구부정한 자세는 위를 압박하기 때문에 위산이 역류하고 역류성 식도염 발병 위험이 커집니다.

골다공증이 발병하기 쉬운 연령대의 고령자는 노화로 인해 하부 식도 괄약근을 포함해 식도가 원래 지닌 역류 방지 기능이 약해지고 음식물을 삼키는 연하 기능도 저하됩니다. 그래서 역류한 위 내용물이 식도에 정체되기 쉬워집니다. 또 고령자는 대장 기능이 저하되어 변비가 생기기 쉬운데 이때 변이 장 안쪽에서 위를 압박하면서 역류가 일어날 가능성이 커집니다.

이처럼 골다공증, 연하 장애, 변비는 역류성 식도염 발병 위험을 증가시킵니다.

125

역류 예방에 도움이 되는
복근 강화

　복근 강화 운동이 위산 역류에 도움이 되지는 않습니다. 실제로 역류성 식도염 환자가 복근 운동 후 신물이 넘어오거나 가슴 쓰림, 메스꺼움 같은 증상을 호소하는 일이 많습니다. 복근 운동을 할 때 위가 압박되며 위산 역류가 일어나기 쉽기 때문입니다.

　좋은 자세를 유지하기 위해서는 척추를 지탱하는 등 근육과 복근의 역할이 중요합니다. 척추의 바른 굴곡은 등 근육과 복근의 강도가 절묘하게 균형을 이루면 만들어집니다. 이런 점에서 복근 단련은 척추 건강에는 유익하나 역류성 식도염의 예방과 증상 개선 측면에서는 조금 다를 수 있습니다. 강한 부하가 걸리는 복근 운동은 가슴 쓰림과 같은 증상을 유발할 가능성이 있어 역류성 식도염 환자에게는 적합하지 않습니다. 바른 자세를 위해서는 복근뿐만 아니라 등 근육도 동시에 단련할 필요가 있습니다.

　191쪽에서 소개하는 고양이 자세와 물고기 자세, 201쪽의 가슴 스트레칭 또는 건강체조처럼 전신 근육을 자극하는 가벼운 운동이 적절합니다.

126

위산 역류를
예방하기 위한 옷차림

위를 압박하여 위 내용물의 역류를 유발할 만한 옷, 복부를 조이는 복장을 피합니다.

여성이라면 거들이나 코르셋, 남성이라면 너무 조이는 허리띠는 피하는 편이 좋습니다. 허리를 꽉 조여 몸매를 강조하는 정장은 위산 역류를 유발할 수 있습니다.

최근에는 허리 부분이 고무로 된 옷도 많은데 밴드가 몸을 꽉 조이면 이때도 위에 강한 압박이 가해지니 주의가 필요합니다.

복장을 선택할 때는 앉았을 때의 자세도 고려해야 합니다. 서 있을 때는 문제가 없어도 앉으면 지방과 근육이 이완되어 복부가 더욱 조여질 수 있습니다. 이때 위가 눌리며 내압이 높아져 위 내용물의 역류를 유발할 가능성이 있습니다.

또 요통 치료 등에 사용되는 의료용 벨트나 코르셋도 복부를 압박할 수 있습니다. 불편하면 의사와 상담하여 조임이 덜한 코르셋으로 바꾸거나 식후 2~3시간은 느슨하게 조절하는 등 위에 압박을 가하지 않도록 조치합니다.

옷차림에 주의할 점

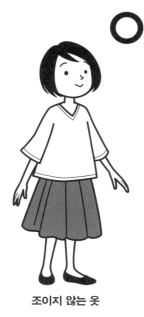

조이지 않는 옷

여성

- 몸을 부드럽게 감싸는 스타일의 옷을 선택한다.
- 고무 밴드나 끈으로 허리 사이즈를 자유롭게 조절할 수 있는 바지를 입는다.
- 허리 부분의 고무는 몸에 맞게 조절한다.
- 허리를 꽉 조이지 않는 A라인 원피스나 스커트를 택한다.
- 몸에 꽉 끼는 스커트는 피한다.

남성

- 벨트는 사이즈 조절이 쉬운 것으로 고른다.
- 벨트보다 서스펜더를 이용한다.
- 바지는 넉넉한 것으로 고른다. 허리나 허벅지가 꽉 끼는 옷은 피한다.

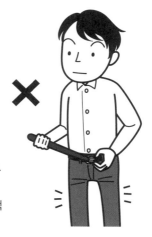

꽉 끼는 옷이나 벨트는 피한다

127

위산 역류를
유발하는 자세, 예방하는 자세

휴대전화나 컴퓨터를 사용할 때는 자연스럽게 몸이 앞으로 숙어지며 척추가 앞으로 굽습니다.

이 자세는 위를 압박하고 위 내압을 높이기 때문에 위산 역류를 유발하기 쉽습니다. 집안일을 하다 보면 양손을 내리고 무거운 물건을 옮기거나 부엌일, 청소, 다림질 등 앞으로 숙인 자세를 취할 때가 많습니다. 이때도 등이 구부정해지면서 복부를 압박해 위 내압을 높입니다. 이로 인해 역류성 식도염 발생 위험이 커집니다.

어떤 상황에서 역류성 식도염 위험을 높이는 자세를 취하는지 생활 속에서 찾아보세요.

몸을 앞으로 숙인 자세라는 인식이 들면 등을 곧게 펴고 자세를 바꿔보거나 잠깐 휴식을 취하는 등 같은 자세를 너무 오래 지속하지 않도록 주의합니다. 무거운 짐을 옮길 때는 카트를 이용하고 다림질할 때는 높이 조절이 가능한 다림질 판을 사용하면 위에 가해지는 부담을 줄일 수 있습니다. 청소기를 돌릴 때도 손잡이 길이를 조절해서 등을 쭉 펼 수 있도록 주의를 기울입니다.

① 빨래를 널 때

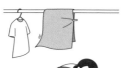

✕

바구니를 바닥에 두면 상반신을 숙였다가 일어날 때 위에 부담이 많이 간다.

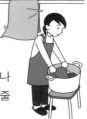

○

세탁 바구니를 의자나 선반에 둬서 부담을 줄인다.

② 무거운 물건을 들어 올릴 때

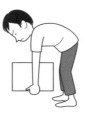

✕

복부에 힘을 주는 동작은 위가 압박을 받아 위산이 역류하기 쉽다.

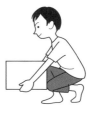

○

바닥에서 들어 올릴 때는 무릎을 굽히고 허리를 낮춘 다음 들어 올린다.

③ 소파에서 오랜 시간을 보낼 때

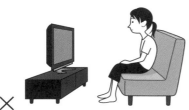

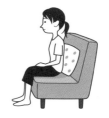

✕

텔레비전을 장시간 시청할 때는 등이 구부정해지기 쉽다.

○

소파와 허리 사이에 쿠션을 댄다. 의식적으로 등을 펴거나 몸을 바로 세운다.

128

역류 방지에 도움이 되는 횡격막 강화

횡격막은 흉강과 복강을 나누는 근육입니다. 그 가운데에는 세 개의 구멍이 있는데 그중 하나가 식도 열공입니다. 이 구멍으로 식도와 위가 연결되어 있습니다. 횡격막은 식도와 위의 경계에 있는 하부 식도 괄약근이 바른 위치에서 제 기능을 발휘하도록 작용합니다. 따라서 횡격막을 단련하면 느슨해졌다가 조여졌다가 하는 하부 식도 괄약근의 본래 기능을 유지하고 위 내용물의 역류를 방지하는 데도 도움이 됩니다.

그렇다면 몸 안쪽 깊숙이 자리한 횡격막을 어떻게 단련할 수 있을까요. 가장 간단한 방법은 호흡입니다. 폐가 확장되어 공기를 들이마시면 횡격막이 수축하면서 아래로 내려가고 폐가 수축하면서 공기를 뱉어내면 횡격막은 이완되어 올라갑니다. 따라서 호흡으로 횡격막을 움직임으로써 횡격막을 자극하여 단련할 수 있습니다. 특히 추천하는 방법은 202쪽에서 소개하는 복식 호흡법과 역복식 호흡법입니다. 호흡과 관련된 가슴, 목, 어깨 근육 스트레칭도 횡격막이 원활하게 기능하는 데 도움이 됩니다.

횡격막의 기능을 원활하게! 추천 스트레칭

호흡할 때 사용되는 가슴, 목, 어깨 근육을 풀어준다.

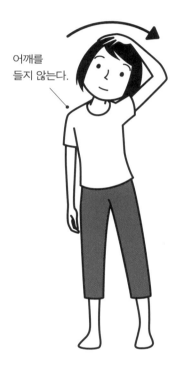

어깨를
들지 않는다.

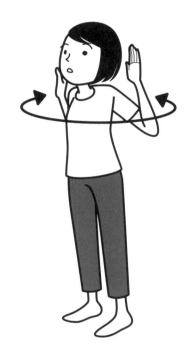

목·어깨 스트레칭
양발을 어깨너비로 벌리고 한쪽 손을 머리에 올린다. 머리를 옆으로 숙이고 목 근육을 늘린다. 이때 늘어난 근육 쪽 어깨가 올라가지 않도록 주의한다.

가슴 스트레칭
양발을 어깨너비로 벌리고 팔꿈치를 굽혀 손바닥을 가슴 높이로 모았다가 좌우 견갑골이 가까워지는 이미지를 그리며 양쪽 팔꿈치를 뒤쪽으로 크게 연다.

129

스트레스 해소에 도움이 되는
심호흡과 역류성 식도염 예방

심호흡은 스트레스 해소는 물론 역류성 식도염 예방과 개선에도 효과가 있습니다.

초조나 분노, 불안 같은 스트레스를 느끼면 자율신경(자신의 의지와 무관하게 내장과 혈관의 움직임을 조절하는 신경) 중 몸을 활동적으로 만드는 교감신경이 활발하게 작용하여 호흡이 불규칙적이며 얕고 빨라집니다. 반대로 침착한 상태, 안정된 상태에서는 부교감신경이 우위로 작용하여 천천히 규칙적으로 호흡합니다.

호흡하기 위해 폐를 부풀리거나 수축시키는 호흡근은 평소 자율신경에 지배받는 불수의근이지만 의식적으로 통제 가능한 수의근도 있습니다. 그래서 초조함이나 분노 등 스트레스를 받았을 때는 반대로 호흡을 깊게 천천히 하는 심호흡을 의식적으로 시행하면 부교감신경의 작용이 활발해지면서 자율신경의 균형을 바로잡고 스트레스를 완화할 수 있습니다.

한편, 역류성 식도염에서는 스트레스가 식도 점막의 지각과민을 유발하여 소량의 위산에도 증상이 나타나도록 만듭니다.

따라서 심호흡으로 스트레스를 완화하는 것은 역류성 식도염 예방과 개선에 도움이 됩니다. 하품에도 이와 비슷한 효과가 있다고 알려져 있습니다.

아래 그림에 나오는 두 가지 심호흡법을 참고하여 실천해보기 바랍니다.

스트레스 해소에 도움이 되는 심호흡 방법

복식 호흡
① 숨을 크게 들이마시면서 배를 부풀린다.
② 천천히 숨을 내쉬면서 배를 집어넣는다.

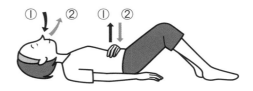

역복식 호흡
① 크게 숨을 들이마시면서 배를 집어넣는다.
② 천천히 숨을 내뱉으면서 배를 부풀린다.

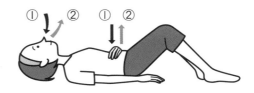

○ 바닥에 등을 대고 누워 무릎을 세운 자세로 시행하면 심호흡 효과가 더 뛰어나다.
○ 숨을 내쉴 때는 가능한 한 가늘고 길게 천천히 내쉰다.

130

역류를 예방하려면
왼쪽으로 누워라

위는 알파벳 J와 비슷한 모양으로 왼쪽으로 볼록 튀어나와 있어 4분의 3이 왼쪽으로 치우쳐 있습니다. 오른쪽에 작게 굴곡진 부분을 소만, 왼쪽에 크게 굴곡진 부분을 대만이라고 합니다. 몸의 오른쪽이 아래로 가도록 누우면 내용물이 소만에 고입니다. 소만에는 내용물이 쌓일 공간이 없기 때문에 역류가 발생하기 쉽습니다. 반대로 왼쪽으로 누운 상태에서는 내용물이 깊게 굴곡진 대만에 자리하는데 이때 분문보다 대만이 아래쪽에 위치하여 역류가 잘 발생하지 않습니다.

역류를 예방하려면 왼쪽으로 눕기

 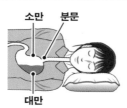 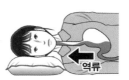

왼쪽이 아래로 가도록 눕는다.　　　　오른쪽이 아래로 가도록 눕는다.

131

흡연도 위산 분비
증가의 원인

2016년 오사카시립대학 연구팀은 '금연 치료로 가슴 쓰림 등의 역류성 식도염 증상이 개선된다'라는 연구 결과를 발표했습니다.

금연을 희망하는 191명의 참가자에게 금연 치료를 시행한 결과, 금연에 성공한 사람은 141명, 실패한 사람은 150명이었습니다. 또 금연에 성공한 사람 중 43.1%는 위식도 역류증(역류성 식도염) 증상이 개선되었으며 금연에 실패한 사람 중 18.2%에서도 증상 개선이 확인되었습니다. 이에 연구팀은 '스스로 금연을 선택하면 생활습관이 개선되어 증상 완화와 질병 치료로 이어질 가능성이 있다'라는 결론을 내렸습니다.

흡연자는 비흡연자보다 위산 분비량이 많고 식도와 위 경계에 있는 하부 식도 괄약근이 느슨해지기 쉽습니다. 더욱이 침 분비도 감소하여 침에 의한 식도 보호 기능도 저하되면서 역류성 식도염에 걸릴 위험이 더 커집니다. 금연 시 높은 확률로 증상이 개선된다는 사실이 연구에서도 밝혀졌으니 금연에 도전해보기를 권합니다.

미와 히로토

효고의과대학 소화기내과학 주임교수·진료부장·내시경센터장. 전문 분야는 소화기내과, 상부 소화관 질환이다. 특히 역류성 식도염(위식도 역류질환)과 기능성 위장 질환 진료 및 연구의 선두주자로 알려져 있다. 소화기암의 조기 진단과 내시경치료, 화학요법 등에도 정통하다. 환자의 치료 선택지를 늘리기 위해 선진 의료 연구에도 힘쓰고 있다. 일본소화기학회 부이사장(전문의·지도의), 일본신경소화기학회 이사장을 맡고 있으며 다수의 학회에 소속되어 있다.

[집필 페이지] 14~45, 48~76, 177~178, 181~182

나카다 고지

도쿄지케이카이의과대학 임상검사의학 강좌 교수. 내과 질환·외과수술과 소화기 기능 장애에 관한 연구와 임상에 힘쓰며 환자에게 다가가는 진료를 실천한다. 위암 수술 후 평가를 고찰하는 워킹 그룹과 위 외과·수술 후 장애연구회 활동을 통해 위 절제 장애 극복을 위해 노력한다. 일본신경소화기학회 이사를 비롯하여 일본소화기외과학회 전문의·지도의, 일본소화기학회 전문의·지도의 등 다수의 학회에 소속되어 있다.

[집필 페이지] 46~47, 78~118

후타가미 세지

니혼의과대학 소화기내과학 교수. 전문 분야는 기능성 소화기 장애이다. 진정성 있는 대응으로 환자들의 신뢰를 받는다. 일본소화기학회의 기능성 소화기 질환 진료 가이드라인과 만성 변비 진료 가이드라인 등의 작성 위원으로 참여하였으며, 한방 치료에도 조예가 깊다. 일본소화기학회 전문의·지도의, 일본내과학회 인정의·전문의, 일본소화기내시경학회 전문의·지도의 등 다수의 학회에 소속되어 있다.

[집필 페이지] 120~142

이노우에 하루히로

쇼와대학 고토도요스병원 소화기센터장·교수. 내시경 치료의 선두주자로 환자

몸에 부담이 적은 저침습 치료를 최우선으로 삼는다. 직접 개발한 내시경 치료법 POEM과 ARMA를 일본 국내외에서 지도한다. 일본소화기내시경학회 이사장(전문의·지도의), 일본내시경외과학회 기술인정의, 일본소화기학회 전문의·지도의 등 다수의 학회에 소속되어 있다.

[집필 페이지] 144~158

시마다 히데아키

도호대학대학원 소화기외과학 강좌 교수. 도호대학의료센터 오모리병원 소화기센터 외과 교수(식도·위 외과 담당). 전문 분야는 위·식도의 암 치료이다. 연구를 이어가며 환자 진료에도 힘쓰는 동시에 대학교수로서 후학 양성에도 열정을 쏟고 있다. 일본소화기학회 전문의·지도의, 일본소화기외과학회 전문의·지도의, 일본암치료인정의기구 인정의, 일본식도학회 인정의·전문의 등 다수의 학회에 소속되어 있다.

[집필 페이지] 160~176, 179~180, 184~205

옮긴이 **최화연**

대학에서 중국어와 일본어를 전공하고 국제대학원에서 국제개발협력을 공부했다. 현재 번역 에 이전시 엔터스코리아에서 출판 기획 및 일본어 전문 번역가로 활동 중이다.

역서로는 《식사가 최고의 투자입니다: 하버드에서 배운 세계 최강의 식사 기술》,《요로 선생님 병원에 가다 : '나이 듦'과 '인생'을 대하는 법》,《50센티 더 가까워지는 선물보다 좋은 말》등이 있다.

역류성 식도염

소화기과 명의가 가르쳐주는 최고의 치료법 대전

1판 1쇄 펴낸 날 2023년 7월 10일

지은이 미와 히로토 외
옮긴이 최화연
주간 안채원
편집 윤대호, 채선희, 윤성하, 장서진
디자인 김수인, 이예은
마케팅 함정윤, 김희진

펴낸이 박윤태
펴낸곳 보누스
등록 2001년 8월 17일 제313-2002-179호
주소 서울시 마포구 동교로12안길 31 보누스 4층
전화 02-333-3114
팩스 02-3143-3254
이메일 bonus@bonusbook.co.kr

ISBN 978-89-6494-639-8 03510

• 책값은 뒤표지에 있습니다.